特效 312 经络锻炼养生法

（赠光盘） （第2版）

祝总骧 主编

辽宁科学技术出版社

沈 阳

主　　编　祝总骧
副 主 编　张文静　董宝强
编写人员　祝总骧　顾悦善　徐瑞民　朱蓬第　董宝强
　　　　　张文静　刘立克　刘　实　刘美思　林　玉

图书在版编目（CIP）数据

特效312经络锻炼养生法 / 祝总骧主编. —2版. —沈阳：辽宁科学技术出版社，2014.9（2018.8重印）
　ISBN 978-7-5381-8695-6

Ⅰ. ①特… Ⅱ. ①祝… Ⅲ. ①健身运动—基本知识 Ⅳ. ①R161.1

中国版本图书馆CIP数据核字（2014）第133248号

出版发行：辽宁科学技术出版社
　　　　　（地址：沈阳市和平区十一纬路29号　邮编：110003）
印 刷 者：辽宁新华印务有限公司
经 销 者：各地新华书店
幅面尺寸：168mm×236mm
印　　张：8
字　　数：100千字
出版时间：2006年10月第1版　2014年9月第2版
印刷时间：2018年8月第8次印刷
责任编辑：寿亚荷
封面设计：翰鼎文化/达达
版式设计：袁　舒
责任校对：潘莉秋

书　　号：ISBN 978-7-5381-8695-6
定　　价：38.00元（赠光盘）

联系电话：024-23284370
邮购热线：024-23284502
E-mail:syh324115@126.com
http://www.lnkj.com.cn

编者的话

　　312经络锻炼法是由中国科学院生物物理研究所和北京炎黄经络研究中心的祝总骧教授经过20多年的研究创立的一种健身养生方法，该方法是将三种医疗健身方法即推拿按摩、腹式呼吸和体育锻炼相结合。该法经过科学验证和大量的临床实践，证明能激发人体经络系统，使失控的经络恢复正常，达到有病治病、无病健身的目的。本书是祝总骧教授将312经络锻炼法应用在保健养生和疾病防治方面的又一新的总结。书中系统介绍了312经络锻炼法的特点和作用，用实例证实了经络的存在。详细介绍了312经络锻炼养生法的操作及注意事项。重点介绍了312经络锻炼法在身体保健、疾病防治方面的具体应用，对美容减肥、缓解压力、益智健脑、解除疲劳、改善睡眠等处于亚健康状态的各种症状的312经络锻炼法进行了详细的介绍，对冠心病、高血压、哮喘、糖尿病等30余种常见病的312经络锻炼法也进行了详细的介绍，还辅助介绍了一些食疗方法和运动疗法。全书内容实用，图文并茂，附有大量的穴位图和动作图，可使读者快速掌握312经络锻炼的方法。个别疾病还附有病例介绍和病案分析，可使读者对号入座，有针对性地治疗疾病。

　　本书介绍的312经络锻炼法通俗易懂，老少皆宜，适合于不同年龄、各种文化水平的读者。每天花上30分钟，就可使身体恢复平衡，达到身心健康，312经络锻炼法确实是一种简单有效的保健方法。愿所有的朋友都选择312经络锻炼法，愿所有的人都能健康长寿！

　　再版附言：本书2006年出版以来，受到广大读者朋友的青睐，大家都很喜欢这本书。此次，应广大读者的要求，进行修订再版，增加了很多用312经络锻炼法治疗的疾病，这些疾病均经过临床验证，还附赠光盘，光盘中介绍了312经络锻炼法的方法和大量的病例。

辽宁科学技术出版社
2014年7月

特效 **312** 经络锻炼养生法

目录

一、312经络锻炼法益养生

312经络锻炼法简单有效 ………… 2
经络是人体的控制系统 …………… 2
经络是真实存在的 ………………… 2
312经络锻炼法防治百病 ………… 3
312经络锻炼法的六大特点 ……… 4

二、312经络锻炼养生法的操作

三个长寿穴位 ……………………… 6
一种腹式呼吸 ……………………… 8
两条腿运动的体育锻炼 …………… 8
按摩穴位时要注意保温 …………… 9
意守丹田，腹式呼吸能治什么疾病…… 9
下蹲是适合中老年人的体育锻炼 …… 9
治病保健，找寻适合自己的"312" …10

三、312经络锻炼法防疾病

感冒 ………………………………12
流行性感冒 ………………………14
慢性支气管炎 ……………………15
支气管哮喘 ………………………16
咳嗽 ………………………………18
肺心病 ……………………………20
失眠 ………………………………22
眩晕 ………………………………24
原发性高血压 ……………………25
低血压 ……………………………27
冠心病 ……………………………28
高脂血症 …………………………30

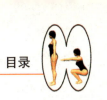

目录

心动过速……………………31	膝关节炎……………………68
心动过缓……………………32	落枕…………………………69
早搏…………………………33	足跟痛………………………71
中风后遗症…………………34	下肢静脉曲张………………72
动脉粥样硬化………………36	痛风…………………………74
头痛、偏头痛………………37	骨质疏松症…………………75
脑萎缩………………………39	腰腿疼痛……………………76
面神经瘫痪…………………41	慢性腰肌劳损………………78
慢性胃炎……………………43	手麻、手颤…………………79
胃肠神经官能症……………45	下肢麻木……………………80
胃、十二指肠溃疡…………46	老寒腿………………………81
脂肪肝………………………48	腰背痛………………………82
肝硬化………………………49	肥胖症………………………84
慢性结肠炎…………………51	糖尿病………………………85
慢性阑尾炎…………………52	甲状腺功能亢进……………88
慢性胆囊炎…………………55	前列腺增生症………………89
胆石症………………………57	小便不禁……………………91
打嗝…………………………58	慢性肾小球肾炎……………92
便秘…………………………59	阳痿…………………………94
颈椎病………………………61	水肿…………………………96
肩周炎………………………62	老年性阴道炎………………98
肋间神经痛…………………64	更年期综合征………………99
帕金森病……………………65	老年皮肤瘙痒症……………100
腱鞘炎………………………67	带状疱疹……………………102

四、312经络锻炼法益保健

美白靓肤……………………105	控制食欲……………………110
防皱去皱……………………106	消除疲劳……………………111
减肥消脂……………………108	改善睡眠……………………112

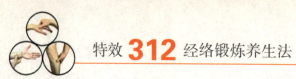

缓解紧张和压力……………… 113
增加食欲…………………………… 114
养心安神…………………………… 115
益智健脑…………………………… 116
丰胸美乳…………………………… 117
缓解手足冰凉……………… 118
明目………………………………… 119
聪耳………………………………… 120
增强性功能………………… 121

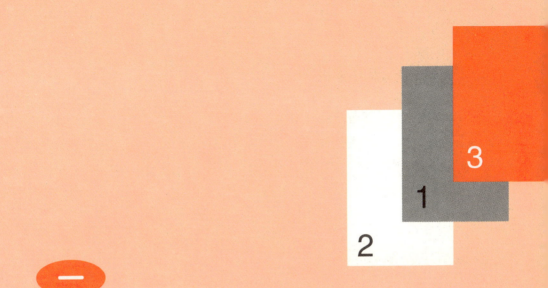

一

312 经络锻炼法益养生

特效 **312** 经络锻炼养生法

312经络锻炼法简单有效

312经络锻炼法是由中国科学院生物物理研究所和北京炎黄经络研究中心的祝总骧教授经过20多年的研究创立的一种健身养生方法,该方法是将三种医疗健身方法相结合,即推拿按摩、腹式呼吸和体育锻炼。该法经过科学验证和大量的临床试验,证明能激发人体经络系统,使失控的经络恢复正常,达到有病治病、无病健身的目的。

经络是人体的控制系统

经络在2 500年以前的《黄帝内经》中就有记载,具有"行气血、营阴阳、决生死、处百病"的作用。宋朝的铜人图也将人体14条经脉较清晰地描绘出来。无数事实证明,经络是人体的控制系统,是人体运行气血的通道,对内附属于脏腑,对外联络于肢体,将人体内外联系起来,成为一个有机的整体。

经络是真实存在的

中国科学院生物物理研究所和北京炎黄经络研究中心的祝总骧教授等经过20多年的研究,用声、电和感觉三种生物物理学方法证实人体14条经脉都能精确地测定出来,并与古典经络图谱有着惊人的吻合。

现列举一种声学方法来说明经络是真实存在的:用一个小锤沿古典经脉线垂直叩击,接上听诊器并将声音放大。当叩击到经脉线上时,会听到一种音量加大、声调高亢、如同叩击在空洞地方时"砰砰"响的声音。如果叩击在经线旁的皮肤上,听到的声音是与前不同的低沉的声音。这就是用高振动声测试的方法,还可用电阻测量法和电激发下的机械探测法进行验证。除此之外,先后有5 000多人参加了临床试验,证实了人的生命及其机体活动完全是由体内14条经脉及其相关的经络系统支配并调控的。

一、312经络锻炼法益养生

312经络锻炼法防治百病

312经络锻炼法的发明人祝总骧教授运用经络学理论，经过千百次的探索和实践，从人体14条经脉线中找到了这3条主导全身经络系统的经脉线，并进一步从全身300多个穴位中，找到了这3条主导经脉线上的3个最敏感的穴点，即合谷、内关、足三里。祝教授创造性地提出了直接按摩这3个穴位来刺激3条主导经脉线，锻炼了这3条主导经脉线就牵动并激活了全身的经脉运动。这就是祝教授首创的按摩点、刺激线、牵动面的科学锻炼经络方法的核心——"312"中的"3"。

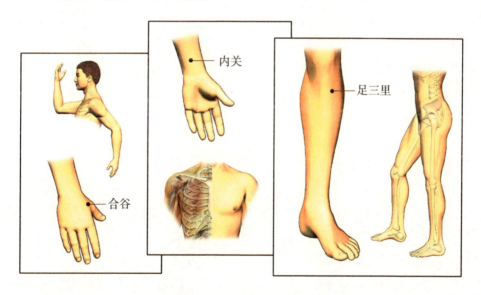

"312"中的"1"是祝教授根据人体内有9条经脉线贯穿在腹部的分布情况，结合人的呼吸运动，提出了用腹部的起伏呼吸动作来强化锻炼腹腔内的9条经脉线，使人的精力充沛。

"312"中的"2"是用人体双腿的屈伸运动带动全身经络，达到防病治病、提高体力的目的。

实践证明，每人每天只要用25分钟时间进行"312"锻炼，就可以防病治病，永葆青春，健康长寿。

实践证明，合谷、内关和足三里这3个穴位的按摩对一般急性病痛，即能见效；意守丹田、腹式呼吸能锻炼腹部9条经脉，对一些慢性病如高血压、失眠等防治有较

特效 **312** 经络锻炼养生法

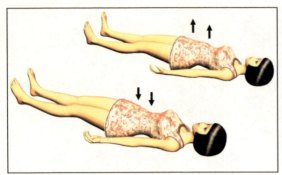

腹式呼吸

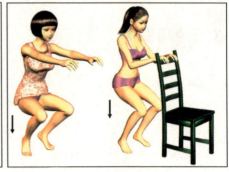

两条腿运动

好的效果，并可使人的精力充沛；以两条腿运动为主的体育运动是活跃全身经络，加速气血运行的简便方法，可以增强体质，防治百病，对人类三大杀手（脑中风、心肌梗死、癌症）有重要的预防作用。所以，3种方法的作用不同，效果不同，缺一不可。必须将3个穴位的按摩，一种腹式呼吸锻炼和两条腿下蹲运动结合起来，锻炼经络，才能保证您的健康。

312经络锻炼法的六大特点

1. 自治：也叫主动医疗，就是不靠打针吃药，不靠医院医生，而是靠自己身上的经络去治疗自己身上的疾病。

2. 全治：是指312经络锻炼法对多种疾病都有疗效。

3. 根治：比如一般常见的高血压、哮喘、冠心病等，吃药可以缓解症状，但是停药后容易复发。312经络锻炼后，疏通血气效果明显，可以达到根治。

4. 简单易学：312经络锻炼法非常简单，学了就会用，用了就有效，又无副作用。

5. 节省医药费：312经络锻炼就是靠自己通过按摩、运动的方法达到健康的目的，正如312学习班学员总结的那样：做经络锻炼，达百岁健康，自己不受罪，儿女免受累，节省医药费，造福全人类。

6. 治疗疑难病：312经络锻炼不但对常见病很有效，而且对疑难病（中风）、恶性病（癌症）也有防治作用。所以，每天只要做经络锻炼，就能防病治病，青春常葆，增强体力，精力充沛，幸福美满，实现人人百岁健康。

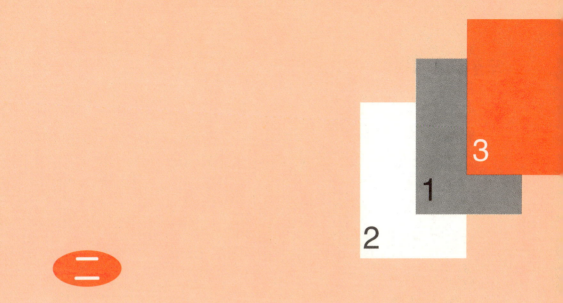

二

312经络锻炼养生法的操作

特效 312 经络锻炼养生法

三个长寿穴位

合谷穴

取穴 合谷穴在手背第一、二掌骨之间，第二掌骨桡侧缘中间凹陷处。伸出右手，将拇指和食指分开，展露虎口，把左手拇指横纹放在右手虎口处，向下按住，拇指点所指处就是合谷穴。左手合谷穴取穴与右手相同。

按摩方法 合谷穴找到后，先用左手抓住右手背面，左手拇指点按在合谷穴上，一紧一松，有节奏地按压，一般每两秒一次。

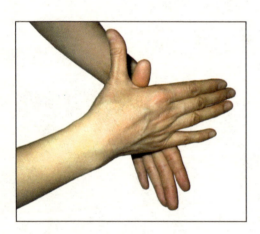
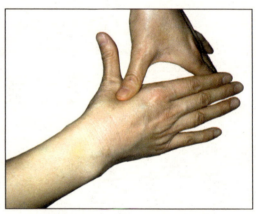

按后感觉 按后要感觉到酸、麻、胀，有上下走窜才好。

疗效 合谷穴属于大肠经，又是公认的可治百病的长寿穴。因此，按摩合谷穴对于发生在头部、颜面部、上肢等部位的疾病，如头痛、牙痛、发热、颈椎病、肩周炎等均有较好的疗效。

内关穴

取穴 内关穴在腕横纹上2寸处，即用自己另一手的3个手指，横放在腕横纹上，在手腕两筋间取穴。

按摩方法 用另一手拇指指腹按在内关穴上，其余四指顺势握紧手腕的外侧，指甲要剪短，有节奏地按压。

按后感觉 按后要感觉到酸、麻、胀，并放射至手指端或上臂。

二、312经络锻炼养生法的操作

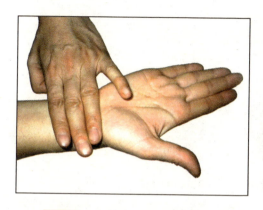
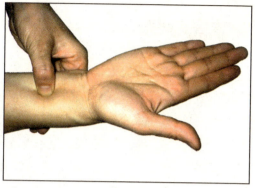

疗效 内关穴属于手厥阴心包经，该穴从胸中开始，通过膈肌，进入掌中，至中指止。按摩内关穴对于心脏病、胃病、乳腺疾病等有特效。另外，按摩内关穴还可以缓解晕车、眩晕、呕吐等。

足三里穴

取穴 足三里穴在腿上，每个人膝盖髌骨下外侧都有个凹陷，这个凹陷是犊鼻穴，足三里穴距离犊鼻穴有4指，即将自己的4个手指横放在犊鼻穴下，于胫骨旁一横指即可准确找到足三里穴。

按摩方法 可用大拇指按摩足三里穴，也可用口红盖、小刮痧板、小竹棍等器械行辅助按摩，节奏为每两秒一次。

按后感觉 按后局部感到酸、麻、胀。按摩足三里穴有一个显著特征，即按后半小时内，肯定对胃有疏通作用，会出现打嗝、排气等现象。

疗效 足三里穴属于胃经，该经从头到脚，纵贯全身，故对五脏六腑均有调节作用，对牙痛、头痛、发热、鼻炎、口腔溃疡、颈椎病、高血压、腹胀、胃痉挛等均有较好的效果。民间有这样的说法：要得安，三里常不干。就是说想平安无病，就要经常刺激足三里穴。

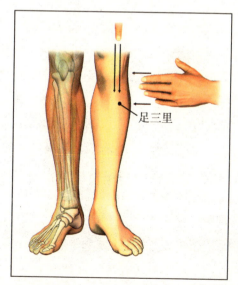

特效 **312** 经络锻炼养生法

一种腹式呼吸

方法 平卧或端坐,全身放松,意念集中在丹田,尽量排除杂念,保持胸部不动。用鼻子吸气,慢慢地吸,意想所吸之气达到小腹(丹田),让小腹慢慢地鼓起来。呼气时,收缩腹肌,小腹凹进去。开始时,可能会快些,每分钟10次左右,以后逐渐减少到每分钟4~5次,每天早晚各做1次,每次5分钟。

作用 腹式呼吸能调动体表的9条经络,促进气血的运行,使人体各个系统都处于稳定平衡状态,也有助于大脑的调整和安静。除此之外,腹式呼吸对局部血液循环和淋巴循环也有促进作用,能增加肺通气量,促进各脏器的经络气血活动,增强脏器的功能。

注意事项 腹式呼吸一定要因人而异,不要盲目地与他人攀比,要根据每个人的身体情况进行。不同性别、不同年龄、不同体质的人,呼吸的次数、频率不同,尤其是心脑血管病和哮喘病的患者,更要严格掌握呼吸的深度和频率,要循序渐进,不要刻意追求达到某种标准。

两条腿运动的体育锻炼

312经络锻炼法中提倡的以两条腿为主的运动可以多种多样,如下蹲、散步、爬山、跳舞等。通过大量的临床验证:下蹲是一种比较好的运动方式。

方法 自然站立,全身放松,双脚分开如肩宽。双臂伸直,平举至胸前,开始下蹲。起立,收臂,一般每次可做5~10分钟,或每次下蹲50个,每日1次。开始时可先蹲20个,逐渐增加。身体虚弱者,可借助身边的支撑物,如墙、床、桌子、椅子或院子中的树木等,进行下蹲活动,贵在坚持。

作用 人的每条腿上都有6条经脉走行,这些经脉可以调节五脏六腑,加速气血运行,使人体经脉通畅,脏腑的功能达到一种新的平衡。

注意事项 在进行下蹲运动时要循序渐进,开始时不要一次做很多,要使运动量保持在活动后稍有气喘,脉搏跳动在每分钟120次以内,如果超过了这个限度,就会使身体感到疲劳,不利于养生。

二、312经络锻炼养生法的操作

按摩穴位时要注意保温

经络只有在适当的温度（25℃左右）下按摩穴位才能被激发活跃起来。针灸实验表明，如果把温度降到20℃以下，则针刺的"得气"（酸、麻、胀感觉）现象就会不明显，因此，临床上经常会看到灸与针、灸与拔罐一起操作，即在针灸和拔罐前先在穴位上进行艾灸，当局部温度升高后，再进行针灸和拔罐，使治疗效果更加显著。有资料报道，很多顽固性疾病，如感冒高烧不退、肺炎、哮喘、冠心病、

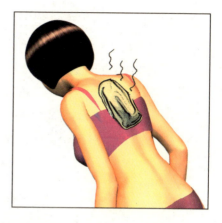

消化道溃疡等，只要在其背部热敷10～20分钟，每天2次，就可逐渐控制这些症状。这说明要使经络发挥作用，温度的刺激和保温至关重要。所以，在进行穴位按摩和腹式呼吸时，必须在25℃左右的温度条件下进行，如果室温达不到，可以盖上被子操作。

意守丹田，腹式呼吸能治什么疾病

腹式呼吸是一种以"静"为主的全面经络锻炼，对各种疾病，如高血压、失眠、糖尿病、胃炎、溃疡病、肝胆疾病、心肺疾病、肥胖等脏腑疾病的防治均有效。坚持做腹式呼吸，可以使人精力充沛，青春常葆，百岁健康。

下蹲是适合中老年人的体育锻炼

体育锻炼的方法有很多，要根据年龄、体力和个人爱好，要因人而异。慢跑、下蹲、游泳、散步等都属于有氧运动，可以根据自己的情况进行选择。实践证明，下蹲是适合中老年人的体育锻炼。下蹲不受场地、时间的限制，在室内就可以进行；老年人可以扶着桌、床、椅自练，安全可靠。

治病保健，找寻适合自己的"312"

初学312经络锻炼法的人首先要考虑手法是否正确，如果按摩时确实没有酸、麻、胀的感觉，可沿着其经脉线找其他穴位按摩。但是要记住，就是不敏感的穴位按摩，也有医疗保健的作用。

如果按摩合谷穴不敏感，可以循其经脉向上找手三里、上廉（前臂背面桡侧，肘横纹下一横指）穴或曲池穴按摩；内关穴不敏感，可以循心包经向上找到郄门穴或曲泽穴等较敏感的部位进行按摩，同样可以达到治疗的效果。对于一些疼痛的疾病，可在疼痛局部按摩，也可缓解疼痛，这就是在寻找适合自己的312经络锻炼法。

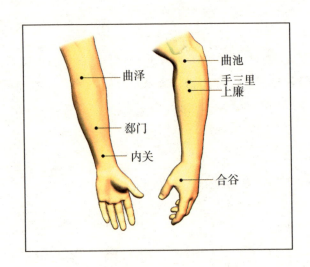

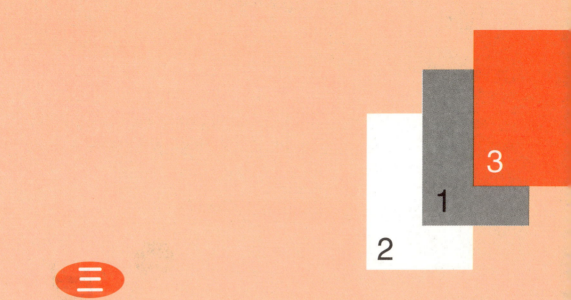

312 经络锻炼法防疾病

特效 312 经络锻炼养生法

感冒

感冒又称伤风,是由多种病毒引起的常见呼吸道疾病,表现为咽部干燥发痒、鼻塞、打喷嚏、流涕,可伴有全身酸疼乏力、头痛、腹胀、便秘或腹泻等症状。

312经络锻炼防治感冒法

1. 大力度按揉双侧内关、合谷穴,每穴按压100下,每天2次。

2. 每天做2次腹式呼吸,每次3分钟。

3. 两手握拳,左拳捶打左腿足三里穴,右拳捶打右腿足三里穴,左右各30下。取穴要准确,捶打时前臂放松,动作自然。

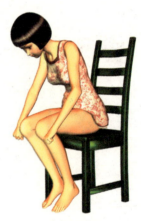

拳捶足三里

辅助按摩

1. 双手五指并拢紧贴颈部做前后搓擦,搓擦时手掌尽量与搓擦部位紧贴,以产生热感为度。

2. 对全身头面部经穴进行重点按摩,如双侧太阳穴、鼻旁迎香穴、头顶百会穴、脑后风池穴等。感冒严重者可由他人协助按摩,每天1次,每次每个穴位按摩2分钟。

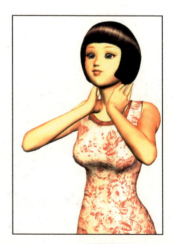

搓擦颈部

三、312经络锻炼法防疾病

拔罐疗法

选真空罐或火罐，拔后脖颈最高骨下的大椎穴、大椎下的肺俞穴、肚脐下的关元穴。每次10～15分钟，每天1次。

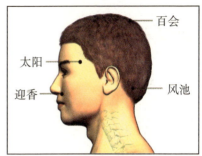

感冒取穴

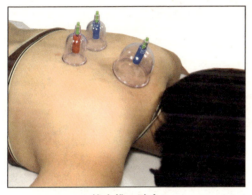

拔大椎、肺俞

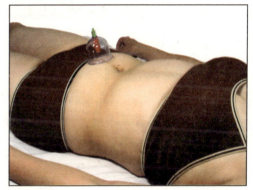

拔关元

艾灸疗法

到药店买艾条或艾炷，灸大椎穴及旁边的风门穴，每次灸15分钟，每天1次。

自我防护

1. 加强防寒保暖，冬季衣着要松软、轻便、贴身。
2. 重视饮食调理，日常膳食要多吃些瘦肉、禽蛋、鱼类、豆类、新鲜蔬菜、水果等，以防皮肤干燥。
3. 加强室内空气流通，要开窗通风，保持空气新鲜，阳光充足。
4. 坚持每天锻炼，以增强体质，防病保健，如打太极拳、慢跑、做操等。
5. 每天早晨洗脸时，捧冷水于鼻孔处，轻轻吸入，旋即擤出，反复3～4次，坚持半个月，对极易感冒者有预防作用。

特效 **312** 经络锻炼养生法

流行性感冒

流行性感冒又叫流感,是由流感病毒通过呼吸道传播而引起的急性传染病。起病时,咽部干燥、发痒、鼻塞、流涕。有时病变可向下发展,影响喉部、气管、支气管,出现声音嘶哑、咳嗽、胸闷等症状。伴有全身酸痛、乏力、头痛、腹胀、食欲不振、便秘等症状。

312经络锻炼防治流行性感冒法

1. 大力度按揉双侧内关、合谷穴,每穴按压100下,每天2次。
2. 每天做2次腹式呼吸,每次3分钟。
3. 两手握拳,左拳捶打左腿足三里穴,右拳捶打右腿足三里穴,左右各30下。取穴要准确,捶打时前臂放松,动作自然。

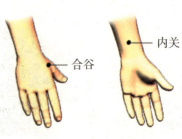

辅助按摩

用双手食指指腹按揉迎香穴20~30次,再按揉鼻通穴(位于鼻唇沟上端尽头,软骨与硬骨交接处)15~20次,再用双手食指紧贴在鼻翼两侧,上下按揉20~30次,以局部感觉发热为度。每天2~3次。

食物疗法

1. 香菜30克,黄豆50克,加水煮烂,早、晚分服。

2. 苏叶、生姜各3克,大枣3枚,一起切碎,加白糖或冰糖适量,沸水冲泡,加盖闷片刻后饮。

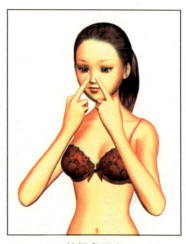

按揉鼻通穴

三、312经络锻炼法防疾病

慢性支气管炎

慢性支气管炎是常见多发病,俗称"老慢支"。凡每年咳嗽、咯痰或伴有喘息,持续3个月,并连续2年或以上者,排除心、肺等其他疾病,即可诊断为慢性支气管炎。

312经络锻炼防治慢性支气管炎法

1. 每天做2次腹式呼吸,每次5～10分钟,如果仰卧位做腹式呼吸不方便,可以采取坐位进行。

2. 按摩合谷、足三里穴,每次按压2分钟,每天2次。

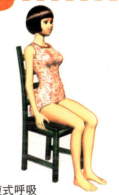

坐位腹式呼吸

辅助按摩

按摩咽喉下边的天突、华盖穴,后背大椎、定喘穴,两乳中间的膻中穴,脐下

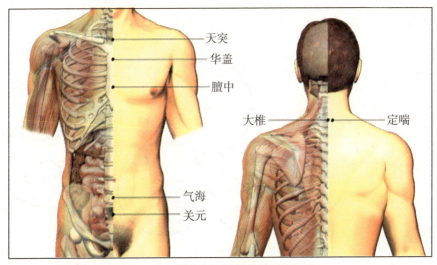

慢性支气管炎取穴

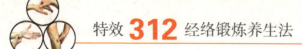

的气海、关元穴。可自己按摩，也可由他人协助按摩，每天1次，每次每个穴位按摩2分钟。

刮痧疗法

1. 用刮痧板刮后颈部的最高骨下的大椎、风府、肺俞，刮至起痧。
2. 刮肘部的曲池、尺泽穴，每日1次。

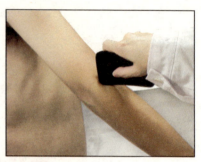

刮曲池穴

拔罐疗法

1. 先拔咽喉下的天突穴、两乳中间的膻中穴、肩下的中府穴，留罐15分钟。
2. 俯卧位，拔大椎、肺俞、肾俞穴，留罐25分钟。每日治疗1次，10次为1疗程。

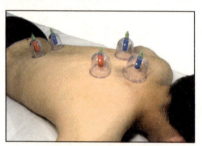

拔大椎等穴

支气管哮喘

312经络锻炼防治哮喘法

1. 增加腹式呼吸的次数和时间，每天可做3次，每次5～10分钟。
2. 按摩合谷、内关、足三里穴，手法要重一点，要有酸、麻或胀的"得气"感。每次按压2分钟，每天2次。如果效果不理想，在按摩时背部要热敷。

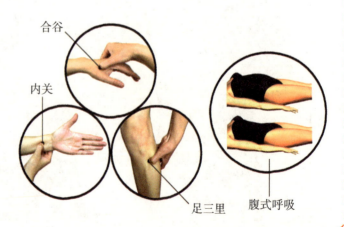

三、312经络锻炼法防疾病

辅助按摩

1. 用食指或中指的指腹按揉膻中、天突穴各2~3分钟，按揉天突穴时注意用力方向应向下方。

2. 用拇指或食指按揉迎香、鱼际等穴，每天1~2次，每次50下。

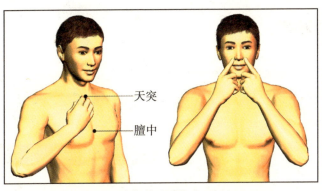

支气管哮喘取穴

自我防护

1. 要保持稳定良好的情绪，避免受刺激，因为不良的精神状态会诱发哮喘。

2. 平时要预防感冒，积极参加适合自身的体育锻炼，如太极拳、慢跑、游泳等，以提高机体的应激能力。

3. 避免接触和吸入花粉、尘螨、真菌孢子等过敏源，脱离过敏源，可以减少诱发外源性哮喘的机会。

4. 要坚决戒烟戒酒，饮食以清淡为主，不吃带鱼、黄鱼、鲥鱼、虾、蟹、肥肉、鸡蛋等食品，忌吃芥菜、西瓜、酒酿等。要多食新鲜的蔬菜和豆制品，适当吃一些润肺养肾的食品，如莲子、栗子、枇杷、梨、马铃薯、银耳、核桃、猪肺、羊肉等。

病　例

杨某，男，75岁，干部。

病史：1994年冬因感冒引发支气管炎合并哮喘，从此以后，每到冬季只要感冒，就引发支气管炎并伴有哮喘发作，严重时必须住院治疗。

主要症状：喘息、憋气、气短、身体虚弱。

治疗史：曾服用各种治疗哮喘的中西药物，只能暂时缓解，未能根治。

312锻炼效果：自2005年12月开始听祝教授讲课后，坚持每天早、中、晚各练1次"312"，上午、下午看书、看报时加强腹式呼吸各1次；此外，加按双手商阳、列缺、外关等穴，一年来没有发生过一次感冒和哮喘。

特效 **312** 经络锻炼养生法

咳嗽

咳嗽是肺系疾病的主要症状之一,是一种保护性的反射动作。咳嗽能把呼吸道过多的分泌物顺着气流排出体外。但是,咳嗽日久会耗散肺气,所以必须及时防治。

312经络锻炼防治咳嗽法

1. 每天做2次腹式呼吸,每次5~10分钟,如果仰卧位做腹式呼吸不方便,可以采取坐位进行。

2. 按摩合谷、足三里穴,每次按压2分钟,每天2次。

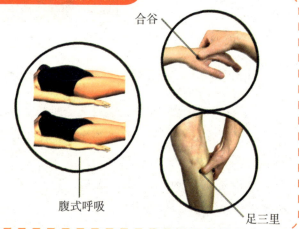

辅助按摩

擦热双足心,按摩肺俞、中府、合谷、天突等穴各1分钟,咳嗽即可缓解。

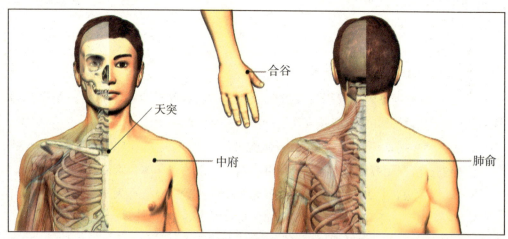

咳喘取穴

三、312经络锻炼法防疾病

艾灸疗法

灸肺募穴（在胸部第2肋间隙旁开1.5寸处），两侧各灸3～5壮，同时灸尺泽、合谷、大敦穴各2壮。

拔罐疗法

拔肺俞、风门穴，每天1次，每次10～15分钟。

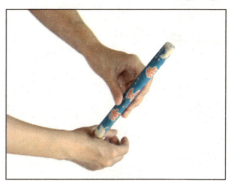

灸合谷穴

食物疗法

1. 老生姜数片、绿茶叶1撮，同放小碗内，用开水冲泡，再磕入2个鸡蛋，注意蛋黄不能打散。放几块冰糖，小火炖1～1.5小时，每晚吃1次，连吃3天。

2. 冰糖500克，投入500毫升老陈醋中浸泡，2天后冰糖熔化，即可饮用。早饭前、晚饭后各饮10～15毫升。

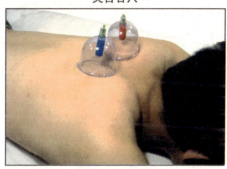

拔肺俞、风门穴

3. 红皮萝卜适量，洗净，切成薄片，放在碗中，在萝卜片上倒上饴糖，放置一夜，待溶化萝卜糖汁后频频饮用。

4. 去皮大蒜500克，捣烂取汁，加白糖适量，每次饮1匙，每天3次。

5. 松子仁50克，核桃仁100克，共捣烂如泥，加入蜂蜜适量调成膏。每次服6克，每天2次。

6. 鸭梨3个，粳米50克，加水适量煮成粥，趁热食用。

其他疗法

咳嗽期间，每天吹气球，吹到脸红脖子粗为止。每天吹多次，连吹数天。

肺心病

肺心病是肺源性心脏病的简称，是因胸廓、肺组织或肺大小动脉的病变引起肺循环阻力增加，发生肺动脉高压而导致右心室肥大，最后发展为右心衰竭的一种继发性心脏病。临床表现为咳嗽、咳痰、呼吸明显困难、心悸、气急、发绀、烦躁、嗜睡甚至昏迷。

312经络锻炼防治肺心病法

1. 每天做2次腹式呼吸，每次5～10分钟，如果仰卧位做腹式呼吸不方便，可以采取坐位进行。

2. 按摩合谷、足三里、内关穴，每次按压2分钟，每天2次。

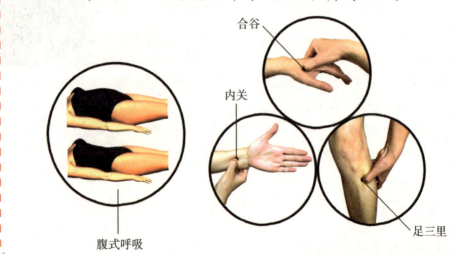

腹式呼吸　　内关　　合谷　　足三里

辅助按摩

俯卧在硬板床上，按摩者双手半握拳，两食指抵脊柱上，两拇指垂直，拇、食指捏起脊柱两侧皮肤，从尾骶部向上至大椎穴，每隔5厘米将捏起的皮肤向上提起1次，反复3次。再用两拇指

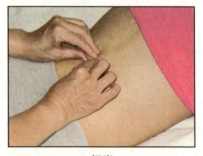

捏脊

三、312经络锻炼法防疾病

自上而下按摩脊柱两旁，共3次。最后，用双手拇指重按肾俞穴片刻，每天1次，6天为1疗程。

体育疗法

先用左手掌拍打右胸部，从胸部自上而下，从腋下至胸骨，轻拍5遍，再换右手拍打左胸部5遍。每天3次。

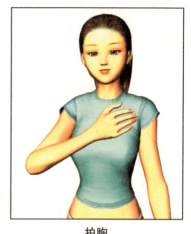

拍胸

艾灸疗法

艾条灸肺俞、定喘、心俞、大椎、天突穴，每穴各灸10～15分钟。每天或隔天1次，重者可每天灸2次，5次为1疗程，间隔5～7天后进行下1疗程。

肺心病取穴

食物疗法

1. 白果10～15克，豆腐皮30～45克，粳米50～60克，同煮粥。早、晚食用。
2. 鲜百合50克，杏仁10克，粳米50克，白糖适量，共煮粥，早、晚食用。
3. 杏仁（去皮、尖、打碎）10克，大鸭梨1个，煮汤后食用。
4. 茶叶10克，加水煮浓汁100毫升，去渣，加入粳米50克、白糖，再加适量清水，熬粥，当天分2次喝完。

特效 312 经络锻炼养生法

失眠

失眠是一种常见的睡眠障碍，指经常性睡眠不足，或不易入睡，或睡而易醒，或醒后不能再度入睡，甚至彻夜不眠，伴有头晕、心悸、健忘、神疲乏力、腰酸耳鸣、食欲不振以及遗精、阳痿等症。发病原因有心理性、病理性、精神性和药物性等多种因素。

312经络锻炼防治失眠法

1. 坚持做腹式呼吸，最好临睡前做。方法是平卧，全身放松，吸气时让腹部充分鼓起来，呼气时让腹部瘪下去，把腹腔、胸腔里的气体全部呼出去。每分钟能做5～6次最好，开始做时可能做不到，慢慢地就会习惯了。

2. 每天可做两次下蹲运动，每次50下。

3. 睡前两手握拳，敲打两腿上的足三里穴各100下，搓脚心（脚底上部1/3处的涌泉穴）100下。

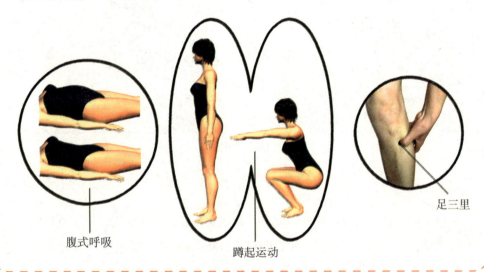

腹式呼吸　　蹲起运动　　足三里

三、312经络锻炼法防疾病

自我按摩

1. 双手十指分开，用指尖轻轻叩打头皮1~2分钟。

2. 双手掌指及指间关节微屈，以指端或指腹着力，从前发际开始向后枕部梳理20~30遍，动作缓慢自然，用力均匀柔和。

3. 食指屈曲，由轻到重轮刮上、下眼眶50次。

4. 用手掌以肚脐为中心逆时针按摩腹部5~10分钟，并用中指指腹点揉腹部中脘、关元、气海穴各1~2分钟。

5. 中指或拇指按揉小腿上的足三里、三阴交穴各1分钟。

6. 擦涌泉穴120次，直到脚心发热为止。

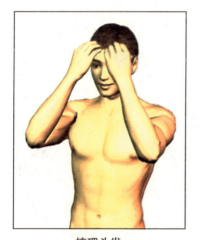
梳理头发

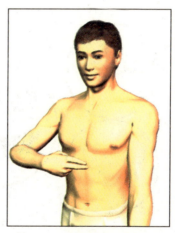
点揉中脘

自我防护

1. 生活应有规律，睡前不吸烟，不喝茶及咖啡，可用热水泡脚。

2. 加强锻炼，劳逸结合，可选择打太极拳。

特效 **312** 经络锻炼养生法

眩晕

"眩"是眼花,"晕"是头晕,两者常同时并见,故称"眩晕"。轻者闭目片刻即止,重则天旋地转不定,无法站立,即使卧床也不敢动弹。伴有恶心呕吐、出汗,甚至昏倒等症状。

312经络锻炼防治眩晕法

1. 头晕不严重的,可自行按摩合谷、足三里各2分钟,做腹式呼吸5分钟,有能力的可进行两条腿下蹲运动,这对缓解头晕有很大的益处。

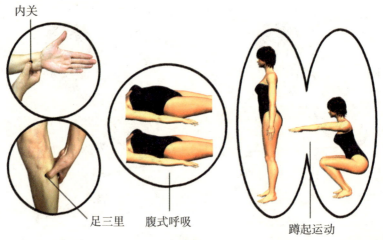

2. 头晕严重的,应由他人进行按摩:患者坐位或仰卧位,操作者拿风池5～7次。推印堂、太阳共5分钟。抹前额眼眶5～7遍。推睛明、攒竹、鱼腰、四白共5分钟。按揉中脘、合谷、足三里各2分钟。

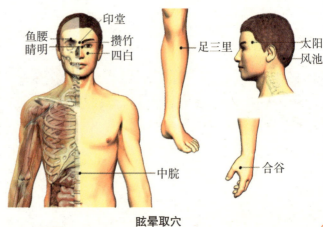

眩晕取穴

三、312经络锻炼法防疾病

原发性高血压

诊断高血压的标准是：凡在安静时收缩压≥140毫米汞柱，舒张压≥90毫米汞柱，即可诊断为原发性高血压。初期常无自觉症状，有时偶有颈部或头部涨痛、头晕、眼花、心慌、胸闷等。后期可出现心、脑、肾损害的症状。

312经络锻炼快速降压法

1. 有规律地进行3个穴位的按摩，可以调整高血压带来的各种不适症状。方法是：按压合谷、内关、足三里穴各120下，每天2次。

2. 做两条腿下蹲运动，每次5分钟，可以活跃全身经络气血，使血压自动控制。

3. 加强做好腹式呼吸的力度、减少频率和延长时间（每天做2次腹式呼吸，每次5～10分钟），可以使肝阳下降，肾阴增强，达到降压目的。

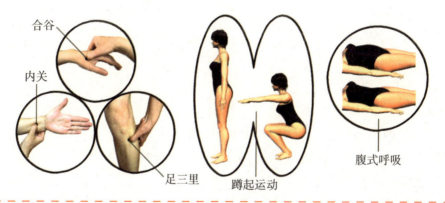

自我按摩

1. 大鱼际放在对侧的桥弓上，前臂旋转，自上而下32次。

2. 按揉曲池、太阳、攒竹、率谷、百会、风池穴各64下。

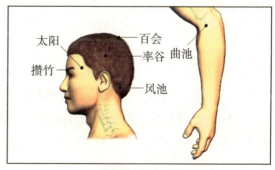

原发性高血压取穴

食疗小方

1. 松花淡菜粥：皮蛋1个，淡菜50克，大米适量。皮蛋、淡菜共煮粥，味精调味，每日早、晚温热服食。

2. 冬瓜草鱼：冬瓜300克，草鱼200～550克（以鱼尾较好），先用油煎鱼尾至金黄色，再与冬瓜一起，加入清水适量，煲3～4小时，加食盐少许，调味服食。

3. 茼蒿鸡蛋汤：茼蒿250克，鸡蛋3个。先用茼蒿加清水适量煮汤，汤将好时，加入蛋清煮片刻，用油、盐调味。每日3次，佐餐。

自我防护

1. 减盐补钾：食盐应以每天5克以下为宜，饮食要清淡，同时要供给充足的维生素，提高膳食中钾、钙、镁的摄取量，多吃海产品、水果、蔬菜等。

2. 生活要有规律，不宜过度疲劳，保持大便通畅，经常参加一些体力劳动和体育活动。

3. 应积极戒烟、禁止酗酒。

病 例

王某，女，63岁，干部。

病史：高血压10余年，血压170/100～110毫米汞柱。

主要症状：头晕、失眠、耳鸣、手足冰凉、精神差、情绪不好。

治疗史：曾服用西药降压，但高血压时好时犯。

312锻炼效果：患者自2004年11月开始学习312经络锻炼法，几天后血压由原来的170/110毫米汞柱降到140/90毫米汞柱，而且一直稳定在这个水平。2006年3—4月，由于过度疲劳，血压上升到180/110毫米汞柱，并伴有头晕和心脏不适。患者根据病情增加了穴位按摩的次数和时间，但血压还是不稳定。后来每天输一次氧气，增加了腹式呼吸的时间和深度，适当增加了室外活动，再适当进行食物调节，多吃一些水果，血压开始好转，半个月后血压下降到140/90毫米汞柱。以后坚持312经络锻炼，血压一直保持稳定，失眠、耳鸣、手足冰凉和脑后麻木症状都消失了。

三、312经络锻炼法防疾病

低血压

凡收缩压低于12千帕和舒张压低于8千帕的称为低血压。多见于中老年,女性更多。一般表现为晨起自觉疲乏、手足冰冷、气短、站立时头晕,常有贫血及月经不调等。

312经络锻炼调整血压法

1. 按压合谷、内关、足三里穴各120下,每天2次,以调整经脉、气血。

2. 不拘时做两条腿下蹲运动,每次50下,可以活跃全身经络气血,使血压自动调整到正常值。

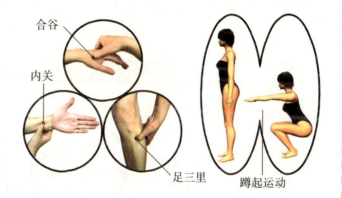

辅助按摩

经常按揉鼻尖,可以起到升压的作用。鼻尖上有一个穴位,叫素髎。

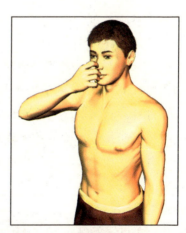

按揉素髎

食疗小方

1. 莲子大枣汤:莲子30克,大枣10枚,生姜10克。水煮至莲子、大枣酥烂。每天2次,此方能调整血压。

2. 芍草饮:白芍15克,甘草3克。水煎,分2次服。

特效 **312** 经络锻炼养生法

冠心病

冠心病即冠状动脉粥样硬化性心脏病的简称，是中老年的常见病、多发病。临床表现以心绞痛、心肌梗死、心律不齐、心力衰竭、心脏扩大为主。典型心绞痛表现为胸骨中上段之后的压榨性、闷胀性或窒息性疼痛，可向肩胛、左上肢放射，重者伴有出汗、疼痛历时数分钟或数十分钟。劳累、精神紧张、寒冷、饱餐及吸烟可诱发，休息或使用硝酸盐类制剂能使疼痛迅速缓解。不典型心绞痛可位于胸骨上段、左心前区、上腹部、肩背部、口咽部、手指、上颌或下颌部等。发作时可有血压升高、心跳加快、房性奔马律、心尖部收缩期杂音等体征。

312经络锻炼防治冠心病法

1. 按压合谷、内关穴，并适当增加内关穴的按摩时间和力度，可以刺激心包经脉，使气血流通，扩张冠状动脉，心脏功能得到恢复。也可循经向上找敏感点（曲泽穴）进行按摩。方法是每穴120下，每天2次。

2. 做两条腿下蹲运动，每次5～10分钟，可以调动全身经脉；增加腹式呼吸的次数，可降低交感神经兴奋性，减少收缩血管物质的产生，对改善冠状动脉的血液供应和促进侧支循环，起到非常重要的作用。

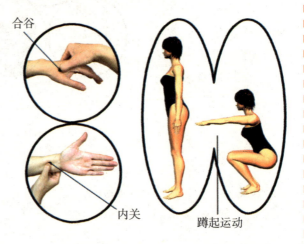

快速缓解不正常心律法

当突发心跳不正常时，拇指、食指同时从手掌的正、反两面按住劳宫穴，用力

三、312经络锻炼法防疾病

下压，左、右手交替进行，各60~80次，心律会很快恢复正常。

他人按摩

1. 患者仰卧位，操作者用分推法于胸腹部操作，反复5~7次，然后用掌根按揉膻中、鸠尾、巨阙穴各2分钟。

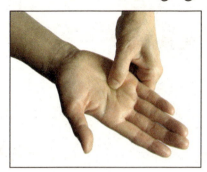

按劳宫穴

2. 患者俯卧位，操作者用双掌叠按压脊柱，自上而下2遍。重点按揉心俞、肺俞、肾俞、命门，每穴1分钟。

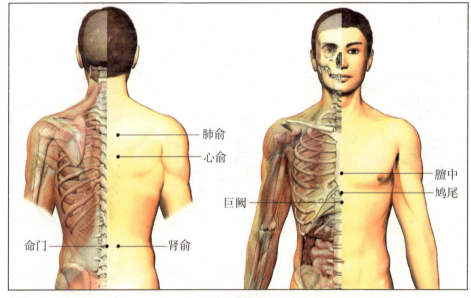

冠心病取穴

自我防护

1. 在医生指导下用药，勿滥停药，注意病情变化。
2. 保持乐观心态，加强身体锻炼。
3. 戒烟酒，饮食以清淡为主，勿食肥甘厚味。

特效 312 经络锻炼养生法

高脂血症

高脂血症诊断标准：胆固醇≥5.95毫摩尔/升、甘油三酯≥1.24毫摩尔/升或高密度脂蛋白胆固醇≤0.91毫摩尔/升。

312经络锻炼降血脂法

1. 每天做2次腹式呼吸，每次5分钟。
2. 做两条腿下蹲运动，每次30~50个，可以活跃全身经络气血，消耗脂肪。
3. 每天按压合谷、内关、足三里穴是必须做的。

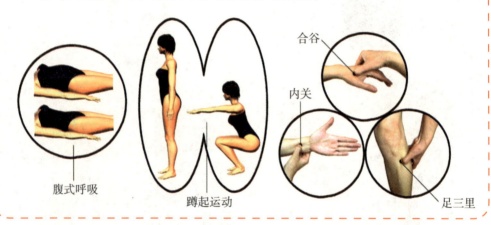

腹式呼吸　　蹲起运动　　合谷　内关　足三里

辅助按摩

1. 平卧，右手放在左手上，顺时针按摩肚脐60~80下。再逆时针方向按摩肚脐60~80下，反复交替进行。持续按摩2~3个月。

2. 有条件的，可由家人帮助按摩。患者仰卧，操作者用一指禅推法推关元穴10分钟，再用掌沿顺时针按摩腹部10分钟。患者取俯卧位，点按脾俞、胃俞、三焦俞穴各5分钟，再用小鱼际擦背部膀胱

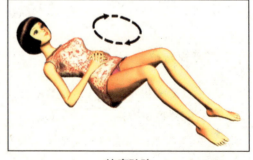

按摩肚脐

三、312经络锻炼法防疾病

经上的背俞穴，以局部皮肤潮红或深部组织温热为度。每日1次，10次为1疗程。

食物疗法

1. 笋片粥：笋50克，切成薄片；粳米100克，同煮粥食用，每天1次。

2. 蘑菇烩春笋：蘑菇200克，春笋200克，菜油30克，精盐2克，湿淀粉15克。春笋放入水中煮熟，切片；鲜蘑菇切片，一起放入热油锅中煸炒，食盐调味后放入清水适量，煮沸后，焖约2分钟，用湿淀粉勾芡，起锅装盘食用。

3. 玉米粥：粳米100克，加水适量，煮至米粒开花后，用玉米粉50克，加水调匀后倒入锅内煮沸，继续熬至粥成。每天早餐或晚餐食用。

4. 素炒洋葱丝：洋葱300克。将洋葱洗净切丝，炒锅上旺火，放入豆油25克，熬熟后倒入洋葱丝煸炒，烹入麻油、酱油、精盐、白糖等调味，炒几下，淋上香醋即可装盘食用。

5. 蘑菇粥：鲜蘑菇30克，油菜50克，粳米50克，同煮粥食用，每天1次。

心动过速

在安静状态下，成人心率每分钟超过100次以上就称为心动过速。心动过速常表现为心慌、气短、胸闷、头晕。发作时间不等，有的发作仅数分钟，有的持续数小时甚至数日。有的几年才发作一次，有的却一天发作多次。发作时需送医院急诊，病情平稳后可进行自我疗法。

312经络锻炼缓解心动过速法

1. 快速按压内关穴，可刺激心包经脉，调整气血。方法是每次120下，每日2次。

2. 做标准的腹式呼吸，每天2次，每次5分钟。

3. 双手分别揉捏两侧耳垂60下，再揉捏拇指的少商穴、食指的商阳穴、中指的中冲穴、无名指的关冲穴和小指的少泽穴，都能起到防治作用。

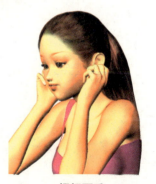

揉捏耳垂

特效 **312** 经络锻炼养生法

心动过缓

心动过缓是指成人心率低于每分钟60次。经常参加体育锻炼或强体力劳动者易发生心动过缓，属于正常情况。如果出现胸闷、心慌，每分钟心率在40次以下者，应按医嘱服药治疗。如果因心脑缺血而晕厥者，应让病人取头低足高位静卧，并注意保暖，松开领扣和裤带，指掐人中使之苏醒，同时，立即送医院急救。

312经络锻炼防治心动过缓法

1. 按压内关穴可刺激心包经脉，调整心脏气血。方法是每天2次，每次120下。按揉劳宫穴2分钟，可强壮心脏。睡眠不良者，加按足三里穴2分钟；头痛头昏者，加按合谷穴2分钟。

2. 做腹式呼吸，每天2次，每次5分钟。

3. 不拘时做两条腿下蹲运动，每次30~50下。

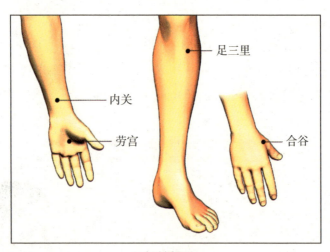

心动过缓取穴

三、312经络锻炼法防疾病

早搏

早搏又叫期前收缩，是常见的心律紊乱。情绪紧张、激动、焦虑、大量吸烟、喝酒、饮浓茶等都可引起早搏。早搏发生时可连续用力咳嗽来自救。

312经络锻炼防治早搏法

1. 指压内关、合谷穴，每天1~2次，每次每穴3分钟。平时经常按揉大陵穴和劳宫穴，每次2分钟，每天1~2次，有预防作用。

2. 点压按揉中冲、少冲、少商、少府穴，每穴2分钟以感觉到酸、胀、麻、热为度。

3. 按压足临泣、申脉、京骨、太白、然谷等穴。每天1~2次，每次每穴60下。

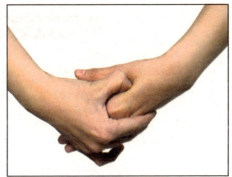

按合谷穴

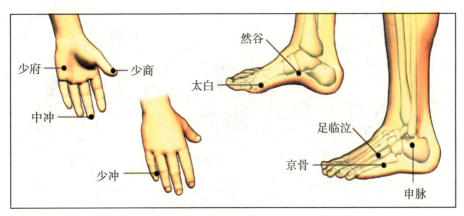

早搏按摩取穴

中风后遗症

中风又称脑血管意外，是一种急性脑血管疾病，是指脑部或支配脑的动脉病变引起的脑局灶性血液循环障碍，导致急性或亚急性脑损害症状，以偏瘫、失语及昏迷等为常见。脑血管意外经过积极治疗，病情得到控制，即进入恢复期，大部分患者因恢复不全而遗留下来后遗症，如一侧肢体瘫痪、口眼㖞斜或语言謇涩等。

312经络锻炼防治中风后遗症法

自我按摩：对于中风后遗症轻症患者，即生活可基本自理者，可以自行做312经络锻炼，只要坚持做，一定会取得好的疗效。

1. 按摩三个穴位：合谷、内关、足三里，每次每穴10分钟。
2. 做腹式呼吸2次，每次5~10分钟。
3. 做两条腿下蹲运动，每次5分钟。全套312经络锻炼法做下来需要25~30分钟，每天早、晚各做1次。

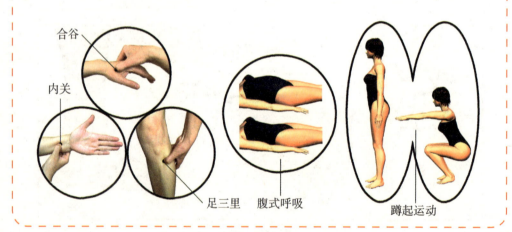

他人按摩

对于病情较重的、生活不能自理的中风后遗症患者，可由他人按摩。

三、312经络锻炼法防疾病

1. 患者取仰卧位,操作者以食指分别点揉地仓、颊车穴,分别按顺时针、逆时针方向各揉100次,揉时力度由轻到重,速度由慢到快。

2. 操作者以拇指分别点揉患者双侧肩、曲池、手三里、外关、合谷穴各100次。

3. 患者取侧卧位,操作者以拇指分别点揉双侧环跳、阳陵泉、足三里、解溪、昆仑穴各100次。

病程日久,上肢瘫可配大椎、肩外俞穴,下肢瘫可配腰阳关、白环俞穴等;如患侧经筋屈曲拘挛者,肘部配取曲泽穴,腕部配取大陵穴,踝部配取太溪穴,乃阳病取阴之意;如语言謇涩,配哑门、廉泉、通里穴;吞咽困难加廉泉、扶突穴。

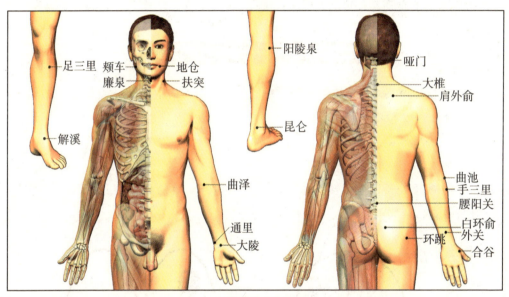

中风后遗症取穴

自我防护

1. 注意患者全身状况,如血压是否稳定,食欲、睡眠是否正常,大便是否通畅等,并及时给予处理。

2. 治疗期间应加强功能锻炼,可以促进全身经络气血运行,增强神经的营养机能,防止肌肉、骨骼、关节废用性变化。

3. 调畅情志,注意合理饮食,同时指导防止复发措施。经常灸治风市、足三里等穴可以起预防作用。

动脉粥样硬化

　　动脉粥样硬化是严重危害人类健康的常见病,人体从十几岁开始,胆固醇就在动脉内皮下沉积。到了40岁以后,心肌梗死、中风等心脑血管疾病的发生则会迅速增加。因此,尽早预防斑块的形成也能防止动脉粥样硬化以及心肌梗死和中风等病的发生。平时应多食用植物性蛋白高的食物,如豆制品、菠菜、紫菜、海带等,还应多食维生素C含量多的食物,如黄瓜、番茄、油菜、萝卜等。少食或不食油腻重、胆固醇含量高的食物,如猪油、肥肉、蛋黄、鱼子、猪肝、鱿鱼、狗肉、胡椒等。

312经络锻炼防治动脉粥样硬化法

　　1. 按压内关穴,可使心包经血脉通畅,缓解心肌缺血,畅通血流。方法是:每天1~2次,每次120下。

　　2. 按压合谷、足三里、三阴交穴,可促进大脑、四肢的血液循环。方法是:每天1次,每次2分钟。

　　3. 做两条腿下蹲运动,每天2次,每次50下。也可根据自身情况每天进行快速走45分钟。

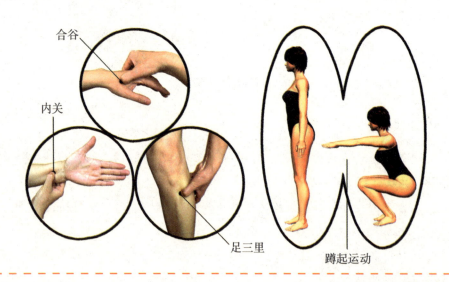

合谷　内关　足三里　蹲起运动

三、312经络锻炼法防疾病

头痛、偏头痛

头痛和偏头痛是一种常见症状，可由许多疾病所引起。发生头痛和偏头痛的原因很多，应注意辨别。

312经络锻炼防治头痛、偏头痛法

1. 每天做2次腹式呼吸，每次5分钟。
2. 做两条腿下蹲运动，每次30~50个，可以活跃全身经络气血，消耗脂肪。
3. 每天按压合谷、内关、足三里穴是必须做的。

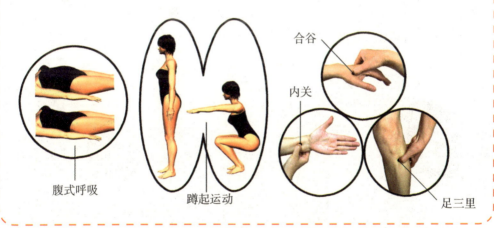

腹式呼吸　　蹲起运动　　合谷　内关　足三里

辅助按摩

1. 用拇指尖有规律、有节奏地点压两手任一中指第二关节侧面（靠食指这一面），用力压2分钟，力度大以能够忍受为度。然后一紧一松用力掐36次，反复操作6遍。最后再用拇指尖压3分钟，放手收功。
2. A. 用拇指指腹按压双侧太阳穴10

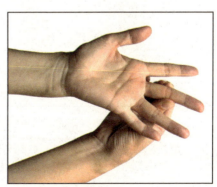

按压指关节

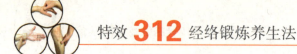

次，在按压的同时，拌随拇指的揉动。

B. 按揉双侧的风池穴10次。

C. 用拇、食两指在颈后部两侧大筋（斜方肌）做拿捏动作，来回各5次。

D. 手掌置于前额，五指自然分开置于头皮上，整个手朝枕部方向推进。在推进过程中，五指指端不时按压头皮，来回各5次。

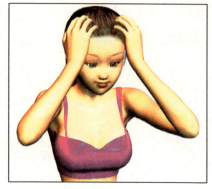

按压头皮

刮痧疗法

刮风池、翳风、头维、率谷、太阳、合谷、列缺、阳陵泉、丰隆、血海、足三里、足临泣诸穴。每天1次，每穴5～10下。

拔罐疗法

拔太阳、风池、大椎、风门、天宗、神道、肝俞、合谷、列缺诸穴，留罐10～15分钟。每天1次。

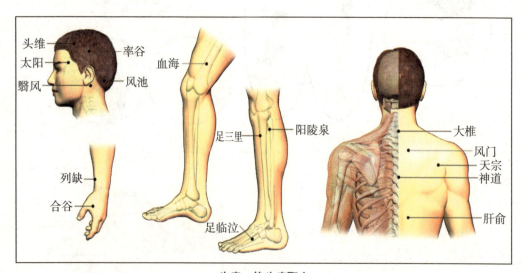

头痛、偏头痛取穴

三、312经络锻炼法防疾病

脑萎缩

脑萎缩是老年脑质性精神病的一种。通常男性60岁以上，女性55岁以上，由于大脑能随着全身状况的衰老而发生慢性进行性智能衰退，脑组织发生器质性病变，导致脑神经功能障碍，从而出现精神呆滞、记忆力减退、健忘、反应迟钝、语言错乱、行走不稳、行为异常、手足震颤、易怒、好猜疑等。严重者生活不能自理，明显呆傻，烦躁不安，哭笑无常，行走极其困难，不能主动进食，各种认知、活动能力丧失，大小便失禁，常卧床或呆坐，智能与体能全面瘫痪，需要专人护理，此时称为"老年痴呆"。

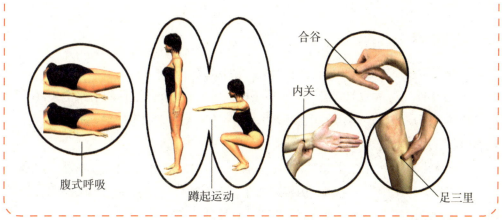

312经络锻炼预防脑萎缩法

1. 每天做2次腹式呼吸，每次5分钟。
2. 做两条腿下蹲运动，每次30~50个，可以活跃全身经络气血，消耗脂肪。
3. 每天按压合谷、内关、足三里穴是必须做的。

按摩疗法

1. 用拇指依次按压其余四指的指尖共20~30次。
2. 每天早、晚用梳子轻轻梳头30次。擦热鼻翼两侧，中指带动其他手指，沿鼻翼两侧由下而上擦到额部，再轻轻向上，如此反复30次。以双手掩耳道，食指压在中指上轻轻叩击，连续24次。仰卧，食指交叉重叠推摩胸、腹部30次。

3. 按摩四白、睛明、璇玑、中庭、阴交、石门、中极、曲骨、肩井诸穴。

体育疗法

全身放松，双掌擦热，食指交叉，将掌心紧贴在脑后玉枕穴，双目微闭，舌舔上腭，排除杂念，此时头部气血畅通，大脑处于最佳状态。已经搓热的双手所产生的高电位，会立即向疲倦大脑的低电位流动，以调节大脑的神经细胞。以增强其功能。一般5分钟后，会感觉到神清气爽。

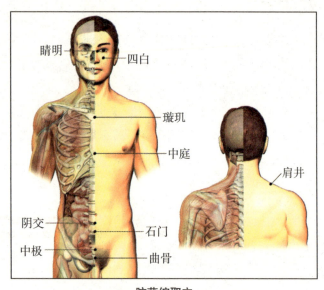

脑萎缩取穴

食物疗法

1. 桑葚50克，核桃仁30克，粳米250克，加水熬粥，每天1次，长久食用。

2. 银耳15克，大豆100克，红枣5~6枚，鹌鹑蛋6个。银耳用清水泡发20分钟后，洗净，撕成小块。鹌鹑蛋煮熟后剥去蛋壳，与大豆、红枣同放锅内，小火煮至烂熟即可食用。每天1次，可加白糖调味。

3. 核桃仁50克，枸杞子30克，山楂30克，菊花12克，白糖适量。核桃仁磨成浆汁，加清水稀释，调匀，备用。山楂、菊花，水煎2次，去渣，取汁1000毫升。合并两汁，加白糖搅拌，用小火煮沸即成。代茶频饮。

4. 每天白天喝1~2杯咖啡，晚上临睡前勿饮。

三、312经络锻炼法防疾病

面神经瘫痪

面神经瘫痪可发生于任何年龄和任何季节。多发生于一侧，双侧发病者较少见。临床上分为中枢性和周围性两种。中枢性面神经麻痹可由脑血管疾病（脑出血、脑梗死）、脑肿瘤等发生。周围性面神经麻痹可由面神经炎所引起。

312经络锻炼防治面神经瘫痪法

1. 每天做2次腹式呼吸，每次5分钟。
2. 做两条腿下蹲运动，每次30～50个，可以活跃全身经络气血，消耗脂肪。
3. 每天按压合谷、内关、足三里穴是必须做的。

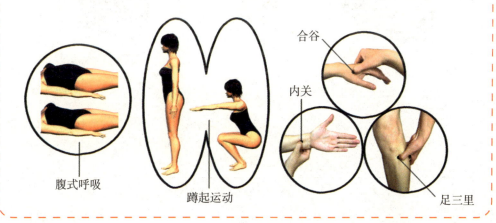

辅助按摩

1. 按揉健侧合谷穴3分钟。按揉患侧太阳、下关、颊车、地仓、承浆诸穴各2分钟。双手拇、食两指夹揉耳垂2分钟。经常做浴面动作。

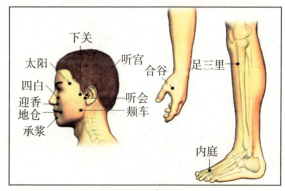

面神经瘫痪取穴1

2. 点揉合谷、内庭、足三里诸穴共3分钟，再用拇指推压患侧额部，推到太阳穴，反复操作5分钟。按揉听宫、听会、下关、地仓、迎香、四白诸穴共5分钟。按揉患侧面颊部位，由鼻侧揉到近耳廓处，反复数遍，以有热感为宜。

刮痧疗法

刮太阳、阳白、四白、地仓、听会、颊车、翳风、风池、内庭、合谷诸穴。每天1次，每穴刮5～10下。

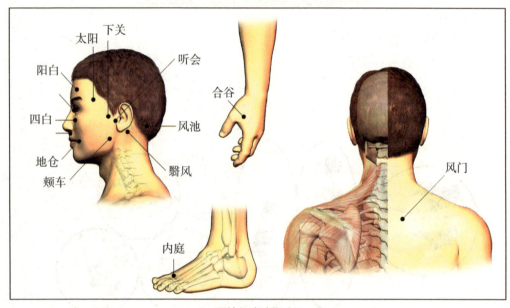

面神经瘫痪取穴2

拔罐疗法

拔太阳、下关、颊车、阳白、风门、合谷诸穴。每天1次，留罐5～10分钟，10天为1疗程。休息2天后再进行下1疗程。

艾灸疗法

点燃艾条，灸下关、地仓、颊车、人中、太阳诸穴，20～30分钟，以穴位处发红、发热为度。

三、312经络锻炼法防疾病

慢性胃炎

慢性胃炎大多数由急性胃炎转变而来。起病缓慢，常见症状为上腹部不适或疼痛、嗳气、恶心、呕吐、消化不良、反酸等，有时进食后疼痛加剧，嗳气后感到舒服。如不及时治疗，可发展成为胃溃疡及十二指肠溃疡。少数严重者可恶变成胃癌，不可大意。

312经络锻炼防治胃炎法

1. 按压内关、足三里穴，可以刺激胃肠功能，调节气血。方法是：每天2次，每次120下。

2. 做腹式呼吸，每天1次，每次3~5分钟。

3. 不拘时做两条腿下蹲运动，每天2次，每次50下。

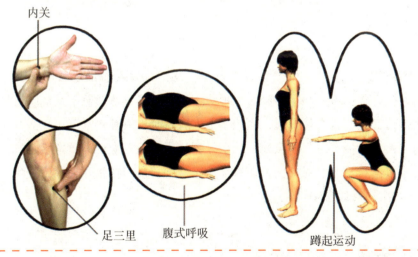

内关　足三里　腹式呼吸　蹲起运动

自我按摩

1. 双手重叠放在胃脘部，做顺时针方向的抚摩5分钟。

2. 以双手掌面置于两侧胁肋部，做由上而下来回往返的斜擦动作1分钟，以感到局部有温热为佳。

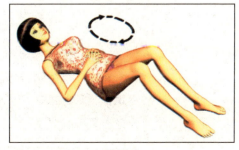

揉胃脘

43

他人按摩

1. 患者仰卧，操作者顺时针方向掌摩中脘部3~5分钟，以温热为度。

2. 患者俯卧，操作者自上而下擦热背部腧穴，并用拇指按揉双侧脾俞、胃俞、肝俞、肾俞各1分钟，以酸胀为度。

3. 点按双侧梁丘、足三里、内关穴各2~3分钟。

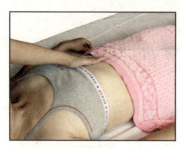

按梁门穴

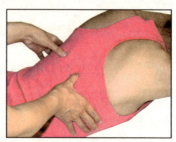

按肝俞穴

自我锻炼

自然站立，两臂左右平伸，手掌向下，然后两臂在胸前屈臂交叉，左前臂在内，右前臂在外，再两侧上举到头，手背相对，两臂再从两侧下落同时弯腰，两手自下而上捧起，同时上体抬起，当两手至齐肩高时，内翻双掌下压，当两手落至上腹部时，两拇指抵在胃部上缘处，其余四指按压胃部下缘，同时弯腰呼气，当呼气完成时慢慢挺身吸气，拇指仍抵在胃部上缘处，其余四指张开，使胃舒张，如此连续做5~10次，每日练1次。

自我防护

1. 注意进餐定时定量，选择营养丰富易消化的食物；避免经常饮用烈性酒、浓茶、浓咖啡和吃泡菜等对胃有刺激的食物，并避免食物过硬、过热、过冷；饮食要少量多餐，饭菜细软。

2. 生活要有规律，注意保暖，防止过度紧张和疲劳，忌吸烟。

3. 已诊断为慢性萎缩性胃炎者，应定期做胃镜防癌变检查。

三、312经络锻炼法防疾病

胃肠神经官能症

胃肠神经官能症常用来概括一组神经机能性疾病。虽具有一系列神经精神症状，或伴有躯体机能障碍，但神经组织并无病理形态方面的改变。

312经络锻炼防治胃肠神经官能症法

1. 按压内关、足三里穴，可以刺激胃肠功能，调节气血。方法是：每天2次，每次120下。

2. 做腹式呼吸，每天1次，每次3～5分钟。

3. 不拘时做两条腿下蹲运动，每天2次，每次50下。

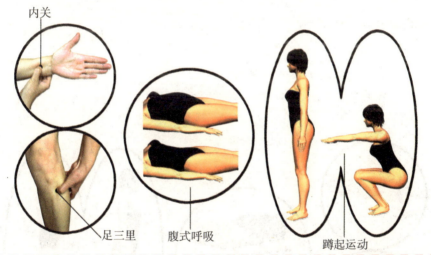

内关　足三里　腹式呼吸　蹲起运动

辅助按摩

1. 双手按擦风池穴30次，然后双手中指抚按至风池穴时，双手经颈项分开，向前抚摸至胸部，再向下抚摸至腿、膝，反复做30次。

2. 右手半握拳，拇指微伸直，将拇指指腹放在中脘穴，适当用力，按揉1分钟左右。

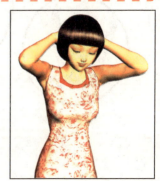

按擦风池

特效 **312** 经络锻炼养生法

胃、十二指肠溃疡

胃、十二指肠溃疡是常见病之一，表现为上腹部疼痛。发病时间与季节变化、过度疲劳、饮食不节有关。进食或服用碱性药物可使疼痛缓解。痛感以饥饿样不适和烧灼痛为多见，也可为隐痛、胀痛、刺痛。胃溃疡多在进食后出现疼痛，疼痛发生在半小时至2小时，持续1~2小时自行缓解，故有进食—舒适—疼痛—舒适的规律。十二指肠溃疡多在食后2~4小时出现，一直到下次进食才能缓解，故有疼痛—进食—缓解的规律。

312经络锻炼防治胃、十二指肠溃疡法

1. 按压足三里、内关穴，可以刺激胃肠功能，调节气血。方法是：每天2次，每次120下。

2. 做腹式呼吸，每天1次，每次5分钟。

3. 不拘时做两条腿下蹲运动，每天2次，每次30~50下。

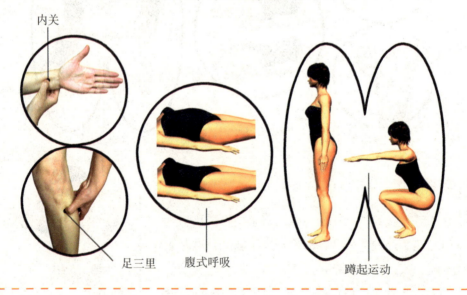

内关　足三里　腹式呼吸　蹲起运动

三、312经络锻炼法防疾病

自我按摩

1. 双手重叠，贴于胃脘部，按顺时针方向按摩5分钟。
2. 用一只手拍打另一只手背正中央的胸腹反射区，每天2次，每次30下。

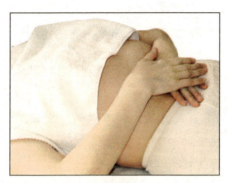

按摩胃脘

他人按摩

1. 患者俯卧位，操作者在背部疼痛部位及脾俞、胃俞、肾俞处用较重手法重点按揉10分钟。
2. 患者仰卧位，操作者手掌放于其上腹部，用较重手法在右下腹部按摩，经中下腹、左下腹，回到上腹部，反复30次。然后再更换左手，反方向按摩30次。

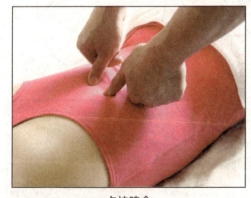

点按脾俞

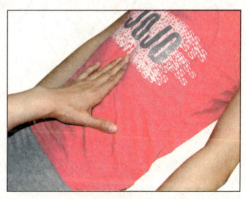

按摩上腹部

特效 **312** 经络锻炼养生法

脂肪肝

脂肪肝是指由各种原因引起的脂肪在肝细胞内的堆积。正常的肝脏也含有脂肪，含量约占肝湿重的5%。当肝内所含脂肪的量超过肝脏湿重的10%～15%，或在组织学上肝的脂类含量达到肝重40%～50%时，称为脂肪肝。

312经络锻炼防治脂肪肝法

1. 按压合谷、内关、足三里穴，可以调节气血，加速脂肪代谢。方法是：每天2次，每次120下。

2. 做腹式呼吸，每天1次，每次5分钟。

3. 不拘时做两条腿下蹲运动，每天2次，每次50下。

4. 仰卧，轻揉右胁部和上腹部，持续10分钟。

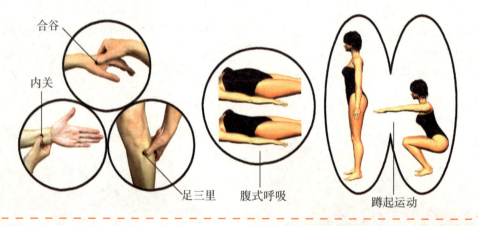

合谷　内关　足三里　腹式呼吸　蹲起运动

他人按摩

1. 患者俯卧位，操作者用掌根推摩背部膀胱经3～5次，并用拇指点按肝俞、肾俞穴。

2. 拇指指端按揉血海、天宗、三阴交穴各数十次。

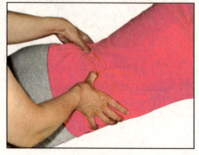

点按肾俞

三、312经络锻炼法防疾病

药茶、食物防治脂肪肝

1. 麦枣茶：麦麸30克，大枣10枚。水煎，取汁，代茶饮。有疏肝、消脂的作用，每天1次。

2. 三花茶：槐花、玫瑰花、金银花各适量，沸水冲泡，代茶饮，每天1次。可去脂减肥。

3. 绿豆海带粥：海带50克，绿豆150克，粳米150克。加水煮成粥，加适量调味品，可常食。

4. 木耳黄豆馅饼：黑木耳30克，黄豆200克，大枣200克。将其一起煮烂，做成馅，用面粉250克，加水和匀，做成饼，烙熟，早、晚各吃1～2个。

5. 紫菜鸡蛋汤：紫菜10克，鸡蛋1个。在烧开的水中放入剪碎的紫菜、葱花、调味品，加入打散的鸡蛋，滴几滴香油，出锅。可长期服用。

6. 香菇烧菜花：香菇15克，菜花25克，鸡汤200毫升。用鸡汤将两种菜烧熟，加调味品，佐餐食用。

肝硬化

肝硬化为各种致病因素持久或反复损害肝脏组织细胞，同时结缔组织弥漫性增生所引起的慢性全身性疾病。多由慢性肝炎、血吸虫感染、饮酒、营养不良、长期少量的化学品中毒所造成。主要表现以肝功能减退、脾脏肿大、腹水、食欲不振、肝掌、蜘蛛痣、贫血等症状为主。

312经络锻炼防治肝硬化法

1. 按压合谷、内关、足三里穴，可以调节气血，加速脂肪代谢。方法是：每天2次，每次120下。

2. 做腹式呼吸，每天1次，每次5分钟。

3. 不拘时做两条腿下蹲运动，每天2次，每次50下。

4. 仰卧位，轻揉右胁部和上腹部，持续10分钟。

特效 312 经络锻炼养生法

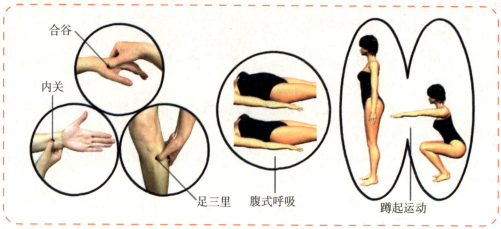

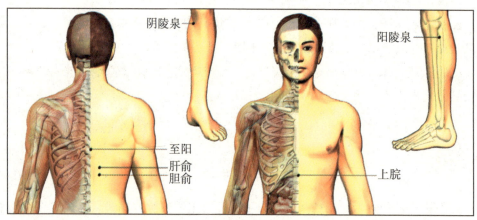

肝硬化取穴

刮痧疗法

刮至阳、肝俞、胆俞、上脘、阳陵泉、阴陵泉穴。每天1次，每穴刮10～15下。

食物疗法

1. 大麦陈皮饮：大麦60克，陈皮10克，加水煮沸10分钟，代茶饮。

2. 苡仁赤豆粥：薏苡仁、赤小豆各30克，加水煮烂后食用。

3. 炸蚕蛹：蚕蛹适量，用植物油炸熟，加调味品食用。

4. 木耳大枣饮：黑木耳15克，大枣10枚，煮汁饮。

5. 冬瓜二豆汤：冬瓜500克，赤小豆120克，绿豆100克，加水煮烂后食用。每次60毫升，每天3次。此方可治疗肝硬化腹水。

三、312经络锻炼法防疾病

慢性结肠炎

慢性结肠炎是一种原因不明的结肠非特异性炎症，主要累及直肠和乙状结肠，也可侵及其他部位或全部结肠。主要表现为腹痛、腹泻或里急后重、粪便带有黏液或脓血，病情进展缓慢，轻重不一，常反复发作，以青、壮年患本病者较多。

312经络锻炼防治慢性结肠炎法

1. 按压足三里、内关穴，可以刺激胃肠功能，调节气血。方法是：每天2次，每次120下。

2. 做腹式呼吸，每天1次，每次5分钟。

3. 不拘时做两条腿下蹲运动，每天2次，每次30～50下。

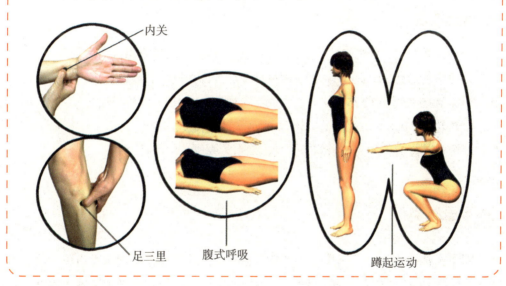

辅助按摩

按摩双侧足三里、脾俞、胃俞、大肠俞、曲池、合谷诸穴各1分钟。

刮痧疗法

刮脾俞、胃俞、大肠俞、中脘、天枢、足三里诸穴。每天1次，每穴5～10下。

特效 **312** 经络锻炼养生法

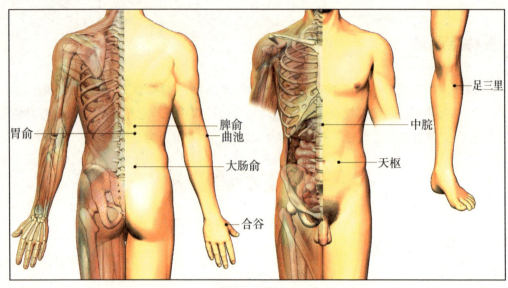

慢性结肠炎取穴

食物疗法

1. 马齿苋90克，粳米60克，加水熬粥，加少许盐调味后食用。

2. 马齿苋90克，绿豆100克，加水熬粥，加少许盐调味后食用。

3. 韭菜250克，生姜25克，捣烂，取汁，加牛奶250克，煮沸后饮。

4. 鲜老藕150克，切片；粳米100克，加水熬粥喝。

5. 百合、芡实各30克，黑糯米60克，加水熬粥喝。

慢性阑尾炎

阑尾炎常被称为"盲肠炎"，可分为急性、慢性两种。急性表现为转移性右下腹痛，伴有恶心、呕吐、头痛、乏力、咽痛、出汗、口渴、心跳加快等。检查见右下腹部阑尾部位有明显压痛，尤其腹痛常在中、上腹时，压痛已固定于右下腹。随着阑尾位置的变化，压痛点可随之改变。应立即送医院诊治。

急性阑尾炎缓解后，阑尾仍残留病变，与周围粘连而转为慢性。

三、312经络锻炼法防疾病

312经络锻炼防治慢性阑尾炎法

1. 按压足三里、内关穴,可以刺激胃肠功能,调节气血。方法是:每天2次,每次120下。

2. 做腹式呼吸,每天1次,每次5分钟。

3. 不拘时做两条腿下蹲运动,每天2次,每次30~50下。

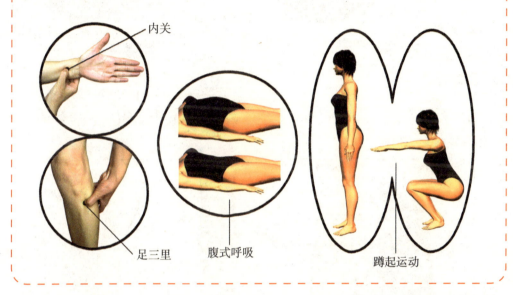

辅助按摩

1. 大拇指指端按压阑尾穴,必须感觉到酸胀,待疼痛减轻或缓解后停止。

2. 排空大、小便,洗净双手,仰卧,搓热双手,左手在下,右手在上,相叠按压腹部。以肚脐为中心,缓慢地逆时针方向旋转按揉90次,再顺时针方向旋转按揉60次。用力先轻后重,双手经过阑尾部位(右下腹)时要稍稍加重力度。然后,双手在肚脐两旁上、下推按腹部30次。

3. 坐起,盘腿,双手在后腰两肾部位上、下推揉30次。坚持按摩1~2个月。

特效 312 经络锻炼养生法

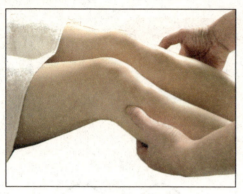

按压阑尾穴

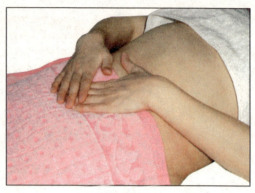

按揉腹部

刮痧疗法

刮大肠俞、下脘、气海、梁丘、足三里、大巨、上巨虚、温溜、合谷诸穴。每天1次，每穴5～10下。

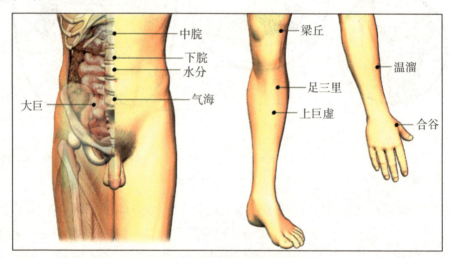

慢性阑尾炎取穴

艾灸疗法

灸中脘、水分、气海穴，每天1次，每次10～20分钟。

食物疗法

1. 冬瓜子30克，薏仁15克，桃仁12克，甘草5克，桔梗10克，水煎服，常饮。
2. 苦菜60克（鲜者加倍），水煎服。适用于轻度阑尾炎。

三、312经络锻炼法防疾病

慢性胆囊炎

慢性胆囊炎是胆囊的慢性病变，绝大多数病人都伴有胆囊结石，如有胆石嵌顿，则可发生右上腹难以忍受的胆绞痛，常持续15～60分钟，同时还有恶心、呕吐、饱胀、烧心、打嗝、反胃等症状。有的也表现为消化不良，对脂肪饮食难以忍受。通过B超检查，多可明确诊断，显示出胆囊有结石和沉积物、胆囊壁增厚或萎缩。胆囊积液病人，则显示出胆囊增大。

312经络锻炼防治慢性胆囊炎法

1. 按压足三里、内关穴，可以刺激胃肠功能，调节气血。方法是：每天2次，每次120下。

2. 做腹式呼吸，每天1次，每次5分钟。

3. 不拘时做两条腿下蹲运动，每天2次，每次30～50下。

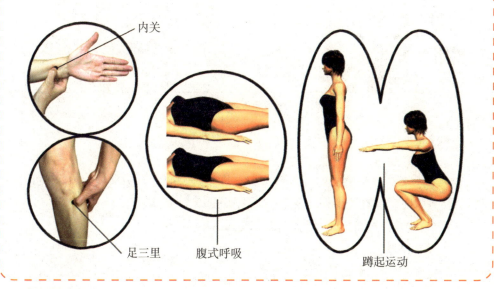

辅助按摩

1. 按揉肝俞、胆俞穴各2分钟。按揉三阴交、胆囊穴各1分钟。

2. 点揉曲池、内关、期门、阳陵泉、胆囊、悬钟、丘墟诸穴各1分钟。每天2次。

特效 312 经络锻炼养生法

拔罐疗法

拔胆囊、天宗、太冲、胆俞、中脘、内关诸穴，留罐10～15分钟。每天1次，病情好转后隔日1次。

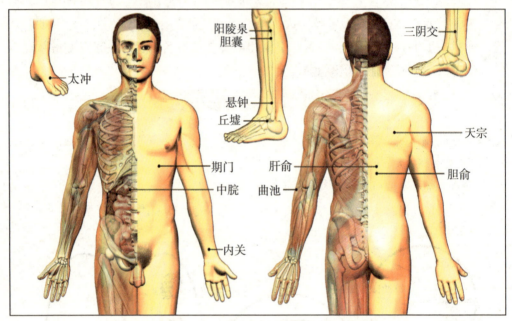

慢性胆囊炎取穴

食物疗法

1. 蒲公英的根、茎、大叶钻天杨的根、皮，各半混合，切细，浓煎，去渣，再浓缩至黏稠状时，加蜂蜜少许，备用。每次1茶匙，每天3次。

2. 荠菜250克，鸡蛋2个，同放锅内，加水煮熟后食用。

3. 茉莉花10克，粳米50克，熬粥，加白糖后喝。

4. 玉米芯、金钱草各60克，水煎服，每天1剂。也可将玉米须50克沸水冲泡代茶饮，15天为1疗程。

5. 蒲公英、玉米须、茵称各30克，水煎饮用。

6. 每天吃1个橘子。橘子中所含的维生素C可预防胆结石的发生。

7. 每天清晨吃1个苹果，必须连皮一起吃。隔半小时后方可进餐，天天如此。

三、312经络锻炼法防疾病

胆石症

胆石症常在饱餐或进高脂肪饮食后数小时出现中上腹或右上腹疼痛，并逐渐加重至难以忍受的剧烈程度，疼痛常向右肩胛处或右肩部放射，同时可伴有大汗淋漓、面色苍白、恶心、呕吐等症状。

312经络锻炼防治胆石症法

1. 按压足三里、内关穴，可以刺激胃肠功能，调节气血。方法是：每天2次，每次120下。

2. 做腹式呼吸，每天1次，每次5分钟。

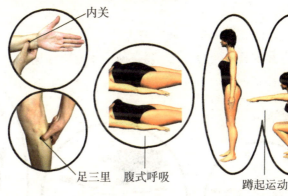

3. 不拘时做两条腿下蹲运动，每天2次，每次30～50下。

辅助按摩

1. 平时多按摩两侧后腰，旋转左、右脚踝，拍打左、右小腿及大腿内侧，由下往上拍打至阴部前为止。

2. 每天早晨，双手握拳，两上肢肘关节自然弯曲，左手拳击右乳下方肋骨下缘的腹部（即胆囊区），再击背后右肾脏部位。右手击打则方向相反。左右交替各击打180下，坚持数月。

食物疗法

1. 芹菜120克，粳米100～150克，熬粥，当天喝完。
2. 核桃5～6个，去皮，取仁，加冰糖和麻油适量，蒸熟后食用，有排石作用。
3. 每天食用黑木耳1～2次，疼痛、恶心、呕吐等症状可以在2～4天之内缓解。小结石可望排出。若结石较大，长期食用可使结石变小，有利于排出。

特效 **312** 经络锻炼养生法

打嗝

日常生活中，有时由于吃饭时冷气进入食道，或是吃得太快，咽下过多的空气等诱发因素，造成膈肌痉挛而打嗝。

312经络锻炼防治打嗝法

1. 按压内关穴，可以刺激胃肠功能，调节气血。方法是：每天2次，每次120下。
2. 做腹式呼吸，每天1次，每次5分钟。
3. 不拘时做两条腿下蹲运动，每天2次，每次30～50下。

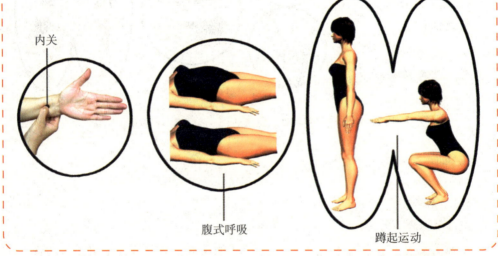

内关　　腹式呼吸　　蹲起运动

辅助按摩

1. 用手指紧压上眼眶边缘3分钟。如不止，稍停再压。
2. 左、右手拇指指甲用力掐住中指第二个关节处2分钟。

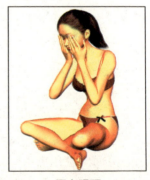

压上眼眶

三、312经络锻炼法防疾病

综合疗法

1. 打嗝连续不断时,可全身俯卧在床,下颌抵在枕头上,一般不到10分钟,打嗝自然停止。

2. 短暂憋气,或缓慢而稳定地吐气3~5分钟。

3. 含一大口水,仰头,憋气,漱喉咙,然后吞下。打嗝不止,可多次反复。

4. 打嗝一开始,马上吸一口气,然后将气憋住,双手放置胸前,平屈,拳心向下,闭目,意念用力将气下压,双手同时慢慢向下做压的动作。想象气从身体中排出,连作数次。

5. 冷天用热水袋,热天用冰袋敷横膈处10~15分钟。

6. 打嗝时用下齿盖住上唇,咬住,便可止嗝。

便秘

便秘是指大便秘结不通、排便时间延长、大便干燥或虽有便意,但排便困难。发病原因有多种,如病后气虚、肠胃燥热、蔬菜、水果进食过少、辛辣肥腻食物进食过多等。老年人便秘多与体质虚弱、腹壁松弛、消化功能减退有关。

312经络锻炼防治便秘法

1. 每晚临睡前做腹式呼吸,每天1次,每次5分钟。

2. 按压合谷、内关、足三里穴,可以通畅经络。方法是:每天2次,每次120下。

3. 不拘时做两条腿下蹲运动,每天2次,每次50下。

4. 仰卧位,轻揉下腹部,可以促进胃肠蠕动,缓解便秘,每天临睡前按摩10分钟。

体操疗法

1. 屈腿运动:仰卧位,两腿同时屈膝抬起,使大腿贴于腹部,然后还原,反复

特效 312 经络锻炼养生法

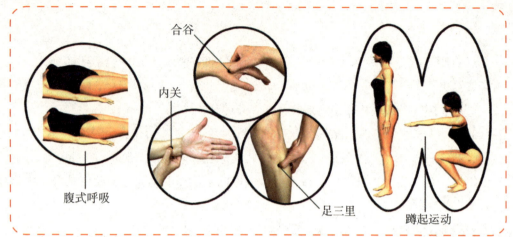

10遍。

2. 举腿运动：仰卧位，两腿同时伸直举起，然后放下，反复10遍。

3. 踏车运动：仰卧位，轮流屈伸两腿，模仿蹬自行车动作，屈伸范围尽量大，反复30遍。

4. 仰卧起坐：仰卧位，收腹坐起，两手摸足尖，反复10次。

食疗方法

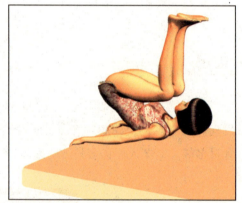

屈腿运动

1. 菠菜粥：新鲜菠菜100克，粳米100克。先将菠菜洗净放滚水中烫半熟，取出切碎；粳米煮粥，粥成后将菠菜放入，拌匀煮沸即可，日服2次。

2. 双胡汤：胡萝卜90克，荸荠90克，胡荽（香菜）40克，精盐适量。将胡萝卜修治干净，用水洗后切成薄片。荸荠削去外皮洗净，切成薄片。香菜择去老叶洗净，切成约2.5厘米长的段。锅内注入适量清水烧沸，倒入胡萝卜片、荸荠片，用小火煎煮约15分钟，撒入香菜段烧沸，加精盐调味，盛出装入汤碗内即成。有清热、润肠、通便之疗效。

3. 黑木耳羹：黑木耳60克，煮烂，加蜂蜜2匙，调服，每日2～3次。有助于治疗习惯性便秘。

三、312经络锻炼法防疾病

颈椎病

颈椎病又称"颈椎综合征",是指颈椎退行性改变或颈部软组织病变所引起的综合征。多发于中老年人。主要症状为颈、肩、臂疼痛、上肢麻木、颈部活动受阻,或有眩晕、恶心、耳鸣、耳聋、视物不清等症状,甚至出现上、下肢活动障碍、痉挛及瘫痪。在手法转动颈部时,切忌突然发力及转动幅度过大,以防不测。

312经络锻炼防治颈椎病法

1. 做两条腿下蹲运动,每天2次,每次50下。

2. 按摩内关、合谷穴,可以疏通颈部经络,每天2次,每次10分钟。

3. 用两手拇指指腹同时按揉两侧风池穴各100下,局部要有明显的酸胀感或酸痛感。

4. 用中指指端按揉第七颈椎旁各100下,左手按右侧穴位,右手按左侧穴位,局部要有明显的酸胀感。

5. 右手掌置于颈后部,左右往返横向摩擦透热。

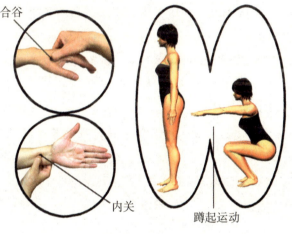

运动疗法

1. 前屈后伸: 头尽量前倾,使下颌抵到胸口;再使头尽量后仰,使前额、鼻尖成一直线。

2. 颈臂相争: 双手十指交叉放于枕后,头用力后伸,双臂尽量向前对抗。此方法尤其适合长期低头工作者。

3. 左顾右盼： 将头轮流向左右旋转，用力适度，动作缓慢，幅度要大。

4. 颈部环绕： 将颈部顺时针或逆时针方向转动。 药枕防治颈椎病：用黄豆2千克，装入长约30厘米，宽约15厘米的布袋中，做成一个"黄豆枕"，每晚睡觉时，枕于颈部，坚持下去可以防治颈椎病。

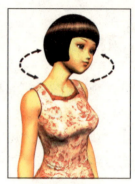

颈部环绕

自我防护

1. 注意颈部保暖，防止受凉，特别是颈部不要对着窗口、风扇、空调等风口吹。

2. 保持良好的睡眠姿势，睡眠时枕头不宜过高、过低、过硬，枕头的高度应以10厘米左右为宜，相当于自身一拳到一拳半高。另外，枕头应枕在颈部，伴有严重骨质增生的人，头应略向后伸。

3. 注意调整平时工作体位，避免长时间低头伏案工作，必须长时间工作时，1小时左右就要活动一下颈部，使颈部的韧带、肌肉得到适当休息。

4. 不宜躺在床上看书，看电视时间不宜过久，尤其不要斜着身体歪着脑袋看。

肩周炎

肩周炎是肩关节周围的筋腱发生损伤性或退变性病变引起以肩关节疼痛、活动功能障碍为主要症状的常见病、多发病。本病好发年龄为50岁左右，故又称"五十肩"。本病有自愈倾向，肩部正常活动幅度可逐渐自然恢复，但这个过程往往需要数月或1年左右时间，如果得到良好的早期治疗，功能常会得到很快恢复。

临床表现

1. 肩部疼痛： 早期呈阵发性疼痛，常因天气变化或劳累诱发，以后逐渐发展到持续性疼痛，范围广泛，并逐渐加重，昼轻夜重，多数患者会因夜间肩部疼痛而痛

三、312经络锻炼法防疾病

醒或影响睡眠,不能向患侧侧卧。

2. 活动受限:肩关节功能广泛受限,患侧上肢常呈内旋位,主动活动受限,被动活动也受限,影响日常生活,梳头、穿衣、系腰带、叉腰困难。严重时肘关节功能也受限,屈肘时手不能摸肩。

3. 广泛压痛:肩关节周围有不同程度的广泛压痛,常可提示病变的根源。

4. 外展扛肩:患者肩关节主动或被动外展时,患侧肩也随之抬起,形成"扛肩",故称为外展扛肩现象。

5. 肌肉萎缩:肩关节粘连日久,功能受限,即可发生肌肉萎缩,尤其以三角肌和冈上肌明显。

312经络锻炼防治肩周炎法

1. 做两条腿下蹲运动,每天2次,每次50下。
2. 按摩内关、合谷、足三里穴,可以疏通经络,条畅气血。每天2次,每次10分钟。

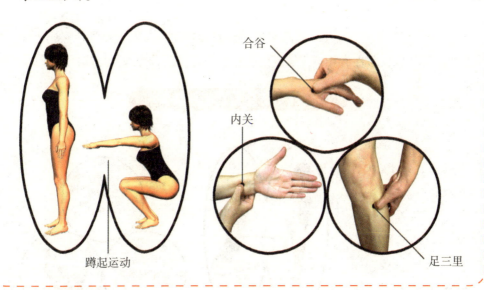

自我锻炼

1. 前后摇肩:两下肢前后开立,健侧下肢伸直在前,患侧下肢伸直在后,前后方向摇动肩关节，动作由小到大，由慢到快。如此反复数次。

2. 爬墙活动：面对墙壁，用双手或单手沿墙壁缓慢向上活动，使上肢尽量高举，然后再缓缓向下回到原处。如此反复数次。

3. 背后拉手：两手置于身后，用健侧手拉患侧手使其逐渐内收并上提。如此反复数次。

4. 外旋练习：背靠墙站立，患肢握拳屈肘，患肘贴住胸壁，患肢外旋，尽量使拳背碰到墙壁。如此反复数次。

5. 双手托天：站立，双手各指相交，自腹前缓慢抬起，举平后向上拉动，如此反复数次。

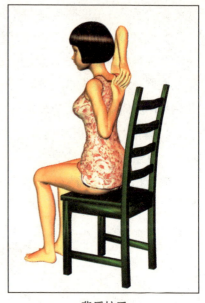

背后拉手

肋间神经痛

肋间神经痛指一个或几个肋间部位沿肋间神经的分布发生经常性疼痛，并有发作性加剧的特征，常伴有相应皮肤区的感觉过敏以及肋骨边缘的压痛。

312经络锻炼防治肋间神经痛法

1. 做两条腿下蹲运动，每天2次，每次50下。

2. 按摩内关、合谷、足三里穴，可以疏通经络，条畅气血。每天2次，每次10分钟。

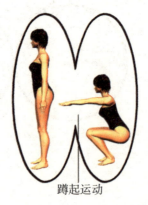

蹲起运动

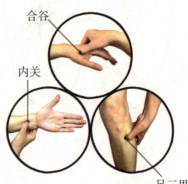

合谷　内关　足三里

艾灸疗法

灸肝俞、血海、阳陵泉、内关、支沟诸穴各3～5壮。每天1次，3天为1疗程。休息3天后进行下1疗程。

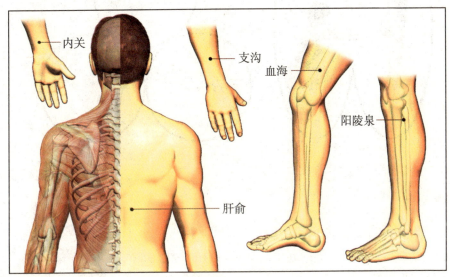

肋间神经痛取穴

帕金森病

帕金森病又称震颤麻痹，患者多为55岁以上的中老年人。患病初期，手指发生不由自主的颤动，或出现颈肩部肌肉僵硬等症状。还会出现言语、行为迟缓，反应迟钝等症状。晚期患者则全身僵直，卧床不起，无法完成穿衣、吃饭、写字等行为。

312经络锻炼防治帕金森病法

1. 做两条腿下蹲运动，每天2次，每次50下。
2. 按摩内关、合谷、足三里穴，可以疏通经络，条畅气血。每天2次，每次10分钟。

特效 **312** 经络锻炼养生法

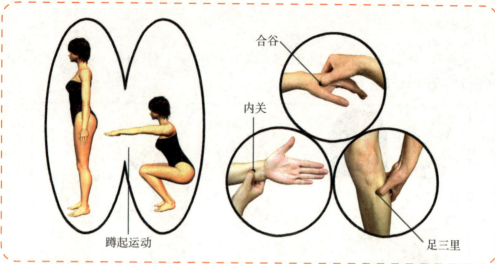

辅助按摩

1. 用两手拇指指腹自印堂穴开始，沿两侧眉毛到太阳穴往返摩擦，同时把分推的起始部位沿额的正中线逐渐向上移至发际。

2. 用两手拇指指腹分推头部两侧，从前上方到后下方，往返操作10余遍。

3. 五指分开，拇指放在太阳穴，小指放在风府穴，其余手指等宽分开，按揉2～3分钟。

4. 用手掌根沿锁骨下横擦前胸部，并逐渐向下移至十二肋，往返操作，以透热为度。接着横擦肩背部，并逐渐向下移至腰部，均以透热为度。

5. 坐位，上身稍向前倾，并用两肘支撑在大腿上，按摩者用手掌根从大椎穴直擦到腰骶部，以透热为度。

6. 自腕关节直擦至肩胛部，以透热为度。

7. 拿揉上肢内、外侧，从上到下重复3～5次。

8. 最后大幅度摇动肩关节。

总共按摩时间约15分钟，每天1次。连续按摩12～15天为1疗程。

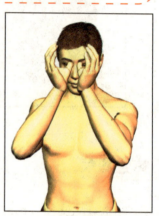

推擦面部

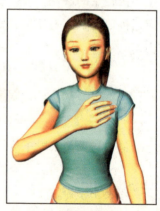

横擦胸部

三、312经络锻炼法防疾病

腱鞘炎

腱鞘炎又称"狭窄性腱鞘炎",多发生于中、青年人,女性多于男性。临床表现为桡骨基突处及拇指周围非常疼痛,拇指活动受阻。诊断时,四个手指要把拇指握紧,并向尺侧屈腕活动,桡骨基突部出现剧烈疼痛,即可认定为本症。

312经络锻炼防治腱鞘炎法

1. 做两条腿下蹲运动,每天2次,每次50下。
2. 按摩内关、合谷、足三里穴,可以疏通经络,条畅气血。每天2次,每次10分钟。

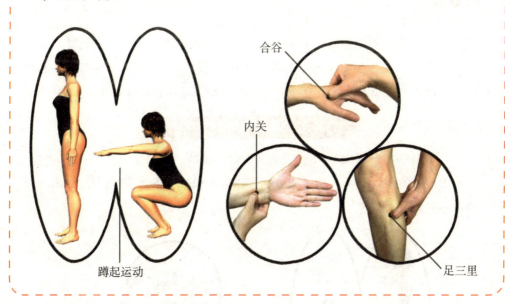

蹲起运动　　合谷　　内关　　足三里

辅助按摩

1. 按摩阳池、四渎穴,再反复用力把手握紧再张开,反复10~15次。
2. 将双手五指最大限度地掰开,左右手的手指尖对应摁压,每次50下,早、晚各1次。按摩前用热水泡手则更觉舒适。
3. 双手握成拳头,然后再放开,如此一握一放,连做100次。放开拳头时,不

67

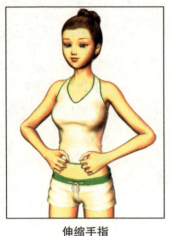

伸缩手指

必放得太开，只要稍稍放开即可。然后用力将十个指头伸直，再缩回来，如此一伸一缩，连做100次。早、中、晚各做1次。

开始时，可能拳头握不紧，或力度不够，随着练习次数的增加，握拳会越来越有力，越来越轻松。

4. 站立，患侧手腕腾空，拇指内收，轻轻握拳，做顺时针方向摇腕5～10次，再逆时针方向摇腕5～10次，最后用健侧手握住患侧手指轻轻摇动5～10次。

膝关节炎

膝关节炎又称"增生性膝关节炎"，是中老年人常见的疾病。以肥胖老年妇女更为多见。主要表现为膝关节部位疼痛、无力，走路以及上、下楼梯时疼痛加剧，疼痛可放射到腘窝、小腿或踝关节部位，有的患者膝关节活动稍受限。

312经络锻炼防治膝关节炎法

1. 做两条腿下蹲运动，每天2次，每次50下。
2. 按摩内关、合谷、足三里穴，可以疏通经络，条畅气血。每天2次，每次10分钟。

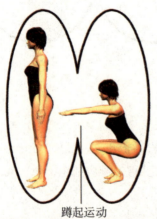

蹲起运动

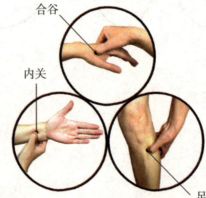

合谷 内关 足三里

三、312经络锻炼法防疾病

辅助按摩

1. 坐位，两手搓热，用双手掌根分别按于膝关节内、外侧，上下来回按摩10次以上，以局部发热为度。

2. 仰卧做膝关节屈伸的动作，一屈一伸，连续5～10下，动作幅度由小逐渐到大。

3. 按揉涌泉、三阴交穴各3～5分钟，每天1次。按压委中、承山穴，直至疼痛消失为止。

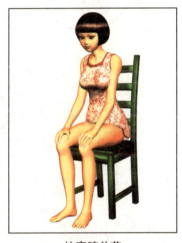

按摩膝关节

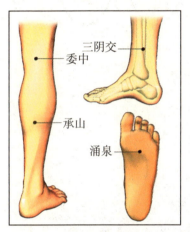

膝关节炎取穴

落枕

落枕多因睡眠时姿势不当，或受风寒侵袭，造成颈部经络不通，气血运行不畅，也有在工作中不慎或猛然转动头部所致。临床表现为颈部强直，牵引作痛，俯仰、转动受阻，并向一侧歪斜。

312经络锻炼防治落枕法

1. 做两条腿下蹲运动，每天2次，每次50下。

2. 按摩内关、合谷、足三里穴，可以疏通经络，条畅气血。每天2次，每次10分钟。

特效 312 经络锻炼养生法

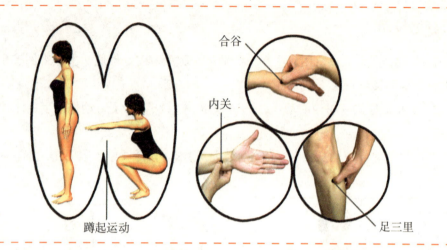

蹲起运动　　内关　合谷　足三里

辅助按摩

1. 按压阿是穴、风池、天柱、养老、落枕、外关、承山诸穴各2分钟，然后双手尽量上举后，突然放下，连做20次。

2. 用拇指指端点揉双侧大杼穴，同时用其余四指做均匀捏动共60次。此法需他人协助。

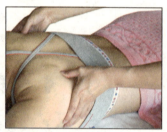

按天宗穴

3. 按揉阿是穴、天宗穴各3～5分钟，再提夹颈项、肩部肌腱，再放松，反复3～5分钟，最后按压合谷穴2分钟。

体育疗法

1. 坐位，挺胸，头先向下，以下颌骨挨着胸部为止，然后向上抬头，眼睛朝天上看，停留3秒钟后再低头。反复20次。

2. 坐位，两臂自然下垂，头先向左摆动，再向右摆动，左右共摆动20次。

3. 坐位，挺胸，两臂自然下垂，左右摇摆下颌20次。

4. 坐位，挺胸，先将颈部尽量向上伸长，再将颈部尽量向下收缩，共做20次，以锻炼颈部肌肉。

5. 坐位，挺胸，身体不动，先向左旋转90°，再向右旋转90°，左右旋转各20次。

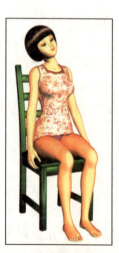

左右摆头

三、312经络锻炼法防疾病

足跟痛

足跟痛又称"跟痛症",多见于中老年人,女性老年肥胖者更多。是因为肌体的老化、骨质发生退行性病变、体重增加、过多走路、站立时间过长、鞋子不合脚、跟骨骨刺等引起。主要症状是足跟在行走或站立时疼痛,以跟骨内侧下方为甚。也有因足跟皮肤开裂引起,应注意区别。

按摩疗法

1. 患者吸一口气,按摩者拇指按压大陵穴下1厘米处的掌根穴,使局部出现酸胀感,3~5分钟。左脚跟痛按压右侧掌根穴,右脚跟痛按压左侧掌根穴。

2. 仰卧,患侧屈膝,足底向下,找到压痛点,一手握住足前掌,一手拿木棒(木棒接触皮肤的一头为方形),对准压痛点,先轻轻捶击6~8下,再用重力捶击2~3下。一般一两次可愈,如未愈,1周后再重复捶击压痛点。

3. 先搓脚心100次,使脚心发热,然后五指并拢,对准脚心的涌泉穴敲打100次,最后握拳捶打脚跟100下。每天2次,坚持不懈,足跟痛定会消失。

体育疗法

1. 脱鞋,光脚在水泥地上跺脚跟,每次剁50~100下,每天3~5次,坚持跺脚直至痊愈。

2. 蹲下,后脚跟提起,让臀部与脚后跟接触,并用手扶住床沿或椅子。每次下蹲持续5分钟后再站起,每天1~2次,一般需坚持1~2周。

足浴疗法

1. 食醋适量(一般需要1000毫升以上,能盖住脚背就行),每天浸泡患脚1小时左右,冷却后再加热,连用半月,可望减轻,连用1个月,可愈。

2. 茄子秆根(入泥部分根茎连地面以上3厘米)250~500克,斩碎,生姜100~150克,切片,同煎沸20分钟左右,去渣,倒入盆内,待适温时浸洗患脚20~30分钟。每天2~3次,连用4~5天。

特效 **312** 经络锻炼养生法

下肢静脉曲张

下肢静脉曲张表现为下肢静脉明显扩张、隆起和屈曲成团，常感下肢沉重、容易疲倦，小腿胀痛，走路稍多即觉胀痛更甚，不能久站，踝部和足背常有浮肿现象出现。

长时间负重、站立工作者易患本症，好发于男性。

312经络锻炼防治下肢静脉曲张法

1. 做两条腿下蹲运动，每天2次，每次50下。
2. 按摩内关、合谷、足三里穴，可以疏通经络，条畅气血。每天2次，每次10分钟。

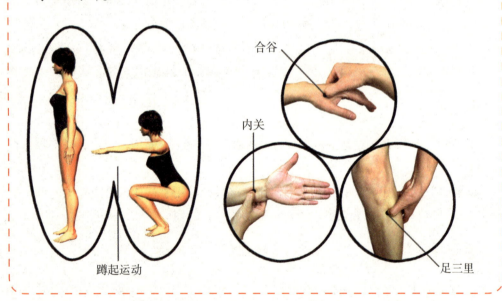

辅助疗法

1. 坐位，伸直患侧下肢，膝部垫一枕头，双手掌合抱，分别放在外踝和内踝处，双手一外一内合抱下肢，由下而上，从小腿到大腿来回推摩2～3分钟。
2. 抬起脚跟，使脚后跟离地面1厘米，然后用力着地。如此反复30次后，休息

三、312经络锻炼法防疾病

5～10秒钟，反复做1～2分钟，每天做3～5遍。抬起脚跟的高度不宜超过1厘米，否则容易引起脚掌的疲劳。

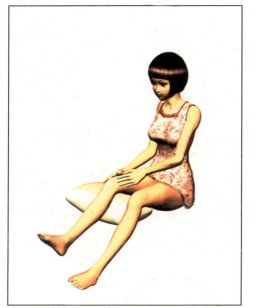
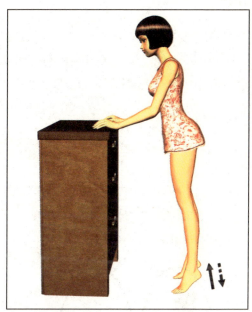

下肢静脉曲张辅助疗法

3. 用拇指指端按压委中、阳陵泉、阴陵泉、三阴交、悬钟、血海诸穴，以局部出现酸胀为度。

体育疗法

1. 室内有暖气管道者，每天早晨起床后，在暖气管道上做个圈套，将患侧下肢放在里面挂起来，使下肢的血液倒流，同时用手掌用力按摩患侧小腿，每次100下左右即可。

2. 坐椅子上，瓶子放在膝盖内侧，双脚轮流提起并放下，共做30次。

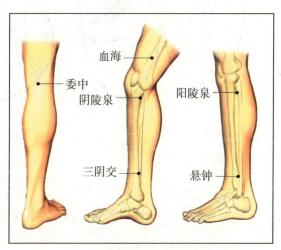

下肢静脉曲张取穴

特效 **312** 经络锻炼养生法

痛风

痛风与尿酸代谢异常有关。患者的血尿酸增高，尿酸盐沉积于关节，关节周围组织和皮下组织，引起关节炎反复发作。多在晚间突然发作，关节剧痛、红肿、灼热、压痛，受累关节以拇指之跖趾关节最多，其次为足背、足跟与足踝等关节。酗酒、暴饮暴食、着凉、过劳、精神紧张、外伤、手术刺激等均可诱发。

312经络锻炼防治痛风法

1. 做两条腿下蹲运动，每天2次，每次50下。
2. 按摩内关、合谷、足三里穴，可以疏通经络，调节气血。每天2次，每次10分钟。

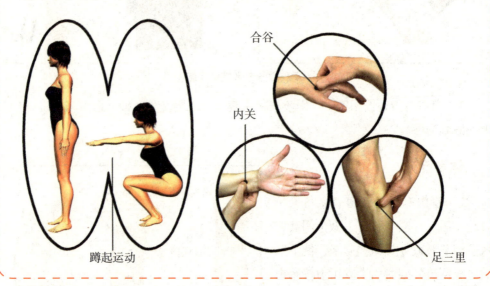

蹲起运动　合谷　内关　足三里

食物疗法

1. 薏苡仁50克，红枣5枚，水煮，一起吃完。也可加粳米50克，熬粥喝。
2. 玉米须、根、叶共100克，水煎，代茶常饮。
3. 乌梅15～20克，加水浓煎，取汁，加入粳米100克，熬粥，粥成，加冰糖适量后喝。

三、312经络锻炼法防疾病

骨质疏松症

　　骨质疏松症是骨质已经发生了变化，变化的结果导致骨骼脆性增加和容易发生骨折。骨质疏松症还会给人们带来种种困扰。最常见的是腰背酸疼，其次为肩背、颈部或腕踝部的酸痛，时好时坏，缠绵不愈。还会造成脊柱变形，造成躬腰、驼背、身材变矮。

312经络锻炼防治骨质疏松法

1. 做两条腿下蹲运动，每天2次，每次50下。
2. 按摩内关、合谷、足三里穴，可以疏通经络，调节气血。每天2次，

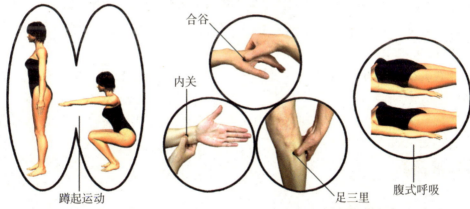

每次10分钟。

3. 每天坚持做腹式呼吸5分钟。
4. 仰卧，双手叠按在肚脐上，顺时针方向按摩50～100次，按压天枢、中脘穴2～3分钟。

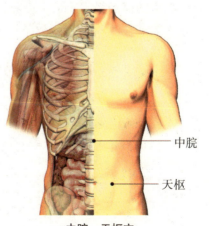

中脘、天枢穴

特效 312 经络锻炼养生法

运动疗法

1. 跳绳。跳绳运动可以促进全身血液循环，由于地面对脚跟形成的冲击力，可激发骨质的形成。每天跳50下，坚持数月。

2. 倒走。每天倒走20~30分钟，要注意安全。

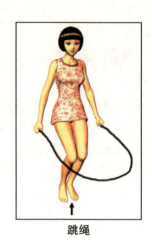

跳绳

食物疗法

1. 猪骨黑豆汤：猪骨300克，黑豆30克，洗净，同放锅内，加适量清水，煮沸后改文火煲2~3小时，调味后食用。

2. 鲫鱼赤豆汤：活鲫鱼1条，赤小豆30克。将鲫鱼去鳞、鳃及内脏，加葱、姜、料酒、盐等调料，稍腌片刻，与赤小豆同入锅内，加水煮烂，分次食用。

3. 四仁粥：山核桃、红枣、莲子、薏苡仁各适量，水煎取汁，加粳米、冰糖熬粥喝，每天1~2次。

4. 各种含钙多的食物：苹果、梨、葡萄、豆腐、豆浆、杏仁、瓜子、紫菜、海带等富含钙质，应经常吃。

腰腿疼痛

引起腰腿疼痛最常见的原因是由于感受寒湿，或平素肝肾亏虚。伴有腰膝酸软、关节屈伸不利、皮肤麻木不仁等症状。

312经络锻炼防治腰腿疼痛法

1. 做两条腿下蹲运动，每天2次，每次50下。
2. 按摩内关、合谷、足三里穴，可以疏通经络，条畅气血。每天2次，每次10分钟。

三、312经络锻炼法防疾病

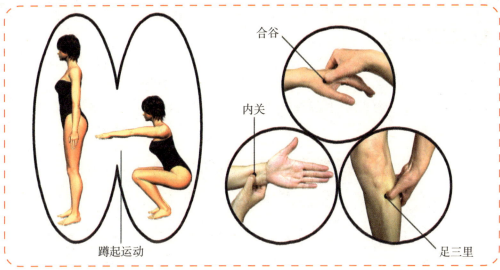

体育疗法

1. 面对墙站立，双手撑墙，双下肢前后分开。双上肢屈肘，前腿屈膝，足跟着地，伸展腰部及后足跟腱，保持5秒钟，还原。换另一腿进行。左右交替各做16次。

2. 坐位，双臂紧抱单膝于腋下，另一腿踏地，保持5秒钟，还原。换另一腿进行。左右交替各做16次。

3. 站立，双臂垂于体侧，双足分开，全足踏地。缓缓屈膝下蹲，做原地踏步8次，还原，反复下蹲踏步做4遍。

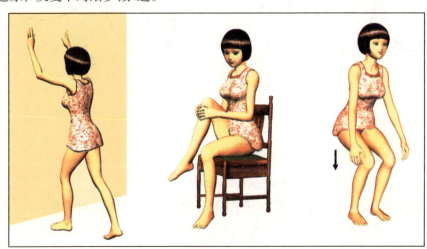

腰腿疼痛体育疗法

77

慢性腰肌劳损

慢性腰肌劳损是指腰部肌肉、韧带等软组织的慢性损伤，在临床上较为多见。主要症状为腰部一侧或两侧疼痛，与长期处于某一种状态下工作以及中医所说的"肾亏"有关。

312经络锻炼防治腰肌劳损法

1. 做两条腿下蹲运动，每天2次，每次50下。
2. 按摩内关、合谷、足三里穴，可以疏通经络，条畅气血。每天2次，每次10分钟。
3. 每天坚持做腹式呼吸5分钟。

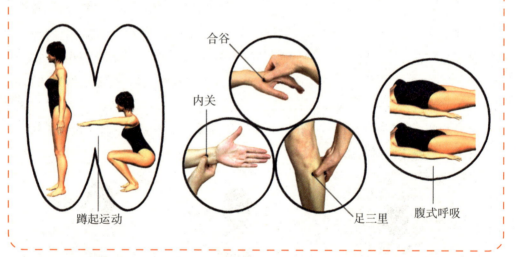

辅助按摩

1. 两手紧贴后腰，上下交换按摩或自上而下进行按摩。两手轻握拳，沿脊柱两侧自腰开始自上而下地轻轻叩击，直到尾骶部，反复多次。
2. 两脚分开，站立，两上肢向前平伸或自然平垂，颈部和躯干保持中立位，双下肢不动，先将上身向左旋转到最大限度，再向右转，各3~5次。

三、312经络锻炼法防疾病

手麻、手颤

312经络锻炼防治手麻、手颤法

1. 按摩内关、合谷穴，合谷可以疏通经络，条畅气血。每天2次，每次10分钟。

2. 做两条腿下蹲运动，每天2次，每次50下。

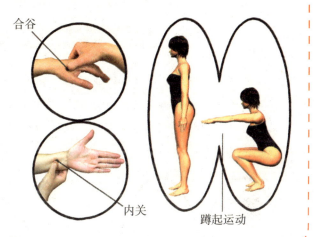

辅助按摩

1. 手麻时用拇指指端点压外关穴50下，使局部有酸、胀、麻的感觉后，左右手交替进行。也可用拇指点揉上廉穴3分钟，使酸、胀、痛感蔓延整个手臂。此外，每天坚持用热水泡手半个小时，1周后会有明显效果。

2. 手颤时用左手拇指、食指在右手内劳宫、外劳宫穴，内关、外关穴相对按摩各100下。然后用右手拇指、食指按上法按摩左手穴位。按时有酸胀感为好，坚持经常按摩会有疗效。

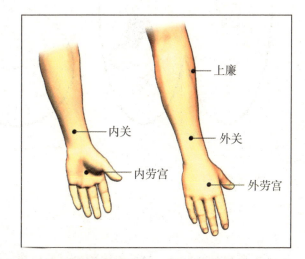

特效 **312** 经络锻炼养生法

下肢麻木

下肢麻木多是由于久站后，下肢血液回流不畅，导致下肢酸胀、麻木而乏力。多在中、老年人中发生。

312经络锻炼防治下肢麻木法

1. 按摩足三里穴，可以疏通经络，条畅气血。每天2次，每次10分钟。
2. 做两条腿下蹲运动，每天2次，每次50下。
3. 用热水浸泡双脚20分钟后，用手往返按摩小腿皮肤，点按委中、承山、解溪穴。

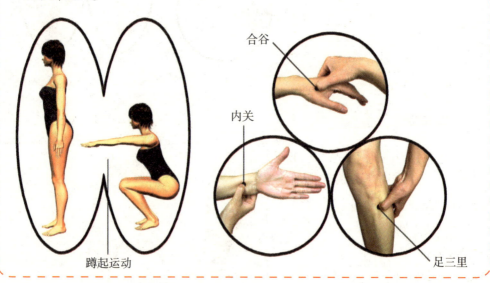

食物疗法

1. 黑大豆250克，锅内炒至爆裂、色退时，浸泡在500毫升陈黄酒中，密封，1周后可饮。每天2次。
2. 桃仁15克，黑木耳50克，泡发，共捣烂，加蜂蜜、酒各50毫升，蒸熟，每天食用。
3. 葱60克，生姜15克，花椒3克，水煎服，每天2次。

三、312经络锻炼法防疾病

老寒腿

反复发作、久治不愈的腿部酸麻胀痛及沉重感，寒冬季节症状加重，被称为"老寒腿"。风湿性关节炎、类风湿性关节炎、骨关节炎等病症都会有如此表现。

312经络锻炼防治老寒腿法

1. 按摩足三里穴，可以疏通经络，条畅气血。每天2次，每次10分钟。

2. 做两条腿下蹲运动，每天2次，每次50下。

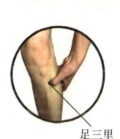
足三里

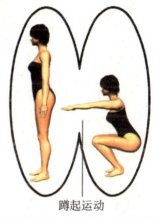
蹲起运动

辅助治疗

1. 用手扶墙或桌子，分别单足站立10秒钟，左右交替20次。再用脚跟踢自己的臀部各20次。

2. 端坐，伸直双腿，双手由大腿根部挤压至足踝根部，再反方向挤压回到大腿根，反复数十次，点按血海、膝眼、阴陵泉、阳陵泉穴。

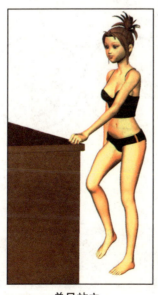
单足站立

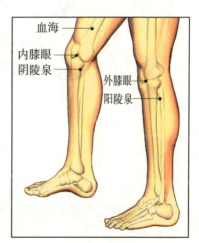
血海
内膝眼
阴陵泉
外膝眼
阳陵泉

老寒腿取穴

特效 **312** 经络锻炼养生法

腰背痛

导致背痛的原因有多种，由于外伤所致的脊柱周围的肌肉和韧带紧张可以造成背痛。肥胖引起的背部疼痛也是由于脊柱及椎间盘承受的压力过大所致。

背部疼痛较为常见，大部分人都有背部疼痛的经历，一般几天或若干时间都会自行缓解。但又常因为各种原因，背痛常反复发作。

312经络锻炼缓解腰背痛法

1. 做两条腿下蹲运动，每天2次，每次50下。
2. 按摩内关、合谷、足三里穴，可以疏通经络，条畅气血。每天2次，每次10分钟。
3. 每天坚持做腹式呼吸5分钟。

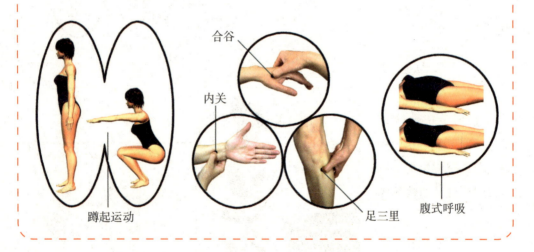

蹲起运动　　内关　合谷　足三里　腹式呼吸

运动疗法

1. 仰卧，双手抱住一条腿，并将膝盖往胸部方向靠近，头往膝盖靠近，停5秒；换另一侧，重复5~8次。
2. 仰卧，双手抱住双腿，将膝盖往胸部方向靠近，头往膝盖靠近，停5秒，重复5~8次。

三、312经络锻炼法防疾病

3. 盘腿坐,身体前倾,上臂向前伸展,感觉拉到背部的肌肉时,停5秒。回复坐姿前,可先将手放在膝盖上,撑起身体,重复5次。

4. 坐位,两腿弯曲抱在胸前,下巴贴向胸部,再缓慢向后仰,前后滚动、放松,重复5次。

5. 双膝跪在地板上,两手在胸前撑起,下巴向胸部收紧,使背部拱起,停5秒,放松,重复5~8次。

6. 仰卧,使背部平贴在床面上,两腿靠拢,将膝盖转向右侧,停5秒;再将膝盖转向左侧,放松,重复5~8次。

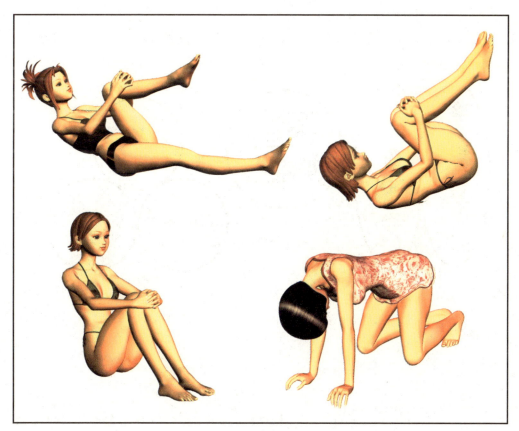

腰背痛运动疗法

特效 312 经络锻炼养生法

肥胖症

人体脂肪积聚过多，体重超过标准体重的20%以上时即为肥胖症。标准体重（千克）=［身高（厘米）-100］×0.9

312经络锻炼防治肥胖法

1. 做两条腿下蹲运动，每次50下，最好做到全身出汗。
2. 做腹式呼吸，每天2次，每次5分钟。
3. 按摩合谷、内关、足三里穴，每天2次，每次每穴120下。

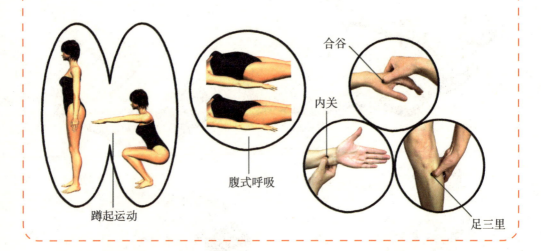

辅助按摩

1. 患者仰卧位，操作者掌揉其腹部5~8分钟，并用手指点按中脘穴50~100次。再以手掌按揉腹部，以肚脐为重点，顺时针方向按揉50~100次。

2. 患者俯卧位，操作者按揉其背部8分钟，并重点按揉脾俞、肝俞、大肠俞、肾俞穴。

3. 患者仰卧位，操作者按揉其四肢，再按揉臀部，手法宜重，约10分钟。

三、312经络锻炼法防疾病

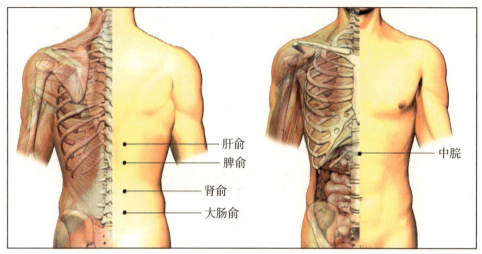

肥胖症取穴

日常锻炼

1. 适当控制饮食,少食脂肪及糖类食品。
2. 爬楼梯:每天上下楼梯3～4次,每次连续20分钟。
3. 散步:饭后散步45分钟左右,以每小时4.8千米的速度行走,热量消耗很快。若在饭后2～3小时再步行1次,效果更佳。
4. 跳绳:随时随地可进行,不断地增加运动量。

糖尿病

糖尿病是一种常见的代谢内分泌疾病,表现为多饮、多食、多尿、消瘦,尿糖及血糖增高。病久者常伴发心血管、肾、眼、神经系统等病变,严重时可发生酮症酸中毒,失水、昏迷,甚至威胁生命。属中医"消渴"范畴。典型症状可出现"三多一少",即多食、多饮、多尿和消瘦。但中年以上肥胖的轻型患者,三多症状往往不明显,易被忽视。世界卫生组织糖尿病诊断标准(静脉血浆真糖)符合下述条件之一者即可诊断:

1. 有糖尿病症状,一日中任何时候取血检查,其血糖≥11.1毫摩尔/升,或空腹血糖≥7.8毫摩尔/升。

85

2. 有或没有糖尿病症状者，空腹血糖不止一次≥7.8毫摩尔/升。

3. 有糖尿病症状，而血糖未达上述诊断标准，于过夜空腹后，口服葡萄糖75克后2小时，血糖≥11.1毫摩尔/升。

4. 无糖尿病症状，口服葡萄糖耐量试验2小时血糖≥11.1毫摩尔/升，同时1小时也要≥11.1毫摩尔/升或重复一次耐糖试验2小时血糖也≥11.1毫摩尔/升，或空腹≥7.8毫摩尔/升。

312经络锻炼防治糖尿病法

1. 做腹式呼吸，每天2次，每次5分钟。
2. 做两条腿下蹲运动，每次30下。
3. 按摩合谷、内关、足三里穴，每天1次，每次每穴60下。

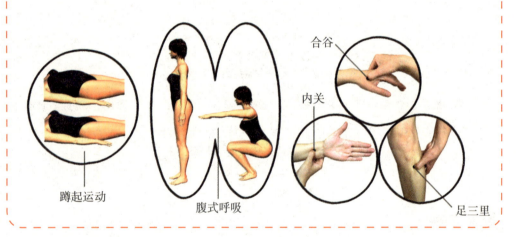

蹲起运动　　腹式呼吸　　合谷　　内关　　足三里

辅助按摩

1. 用中指指腹按于中脘、气海、关元穴上，用食指压在中指指节上做顺时针方向按揉各100次。

2. 手握拳，用食指掌指关节突起部按揉胰俞、肝俞、胆俞各30次。

3. 用拇指指腹按揉三阴交穴，左右各100次。

4. 用手掌横擦涌泉穴，左右交替，各100次。

三、312经络锻炼法防疾病

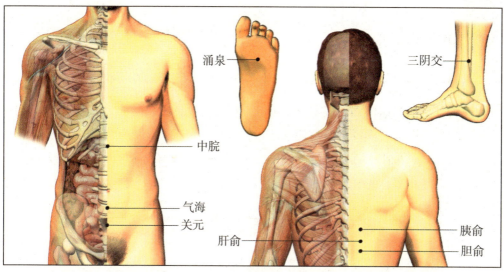

糖尿病取穴

自我防护

1. 糖尿病是一种慢性病，治疗时间长，因此病人要掌握一定基本知识，树立信心，坚持长期进行312经络锻炼法。

2. 成年人发生糖尿病的主要因素是肥胖，中度肥胖的人糖尿病发生率比瘦人增加4倍，而极度肥胖者则增加30倍。所以预防糖尿病首要的是预防肥胖，可以通过饮食疗法、运动疗法等来控制体重，预防糖尿病。

3. 平时应注意控制饮食，忌暴饮暴食，忌高糖、油腻、辛辣之品。适当减少碳水化合物进食量，增加蛋白质进量。

4. 保持良好的情绪，是预防糖尿病的措施之一。精神紧张、焦急忧虑、发怒、恐惧等，均可诱发糖尿病或使病情加重。所以应忌情绪波动，反复无常。

5. 患者可进行适当的体力劳动和体育锻炼。

6. 坚持良好的卫生习惯，注意皮肤清洁。

甲状腺功能亢进

甲状腺功能亢进简称"甲亢",是由于多种因素引起的甲状腺激素分泌过多所致的一种常见内分泌疾病。主要表现为颈部甲状腺呈弥漫性肿大、多食易饥、形体消瘦、怕热、心悸、多汗、全身倦怠乏力,常伴有低热、体重明显减轻、多语、情绪激动、烦躁、失眠、面部潮红、震颤、手心热、眼球突出(大多数双侧或一侧较为明显,但并非都有突眼)。活动后气促、心前区钝痛,女性可有月经紊乱。

312经络锻炼防治甲状腺功能亢进法

1. 做两条腿下蹲运动,每次50下,要做到全身出汗。
2. 做腹式呼吸,每天2次,每次5分钟。
3. 按摩合谷、内关、足三里穴,每天2次,每次每穴120下。

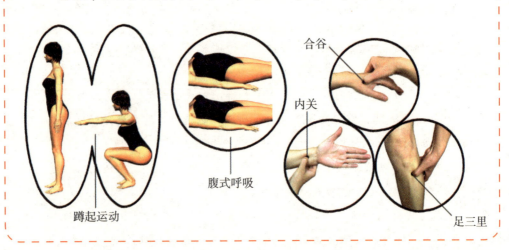

辅助按摩

1. 用拇指指端按压三阴交、照海、太溪、复溜、间使、神门诸穴各1分钟,再用指腹顺时针方向按摩各36次,每天2次。
2. 拇指指腹按压关元穴,以下腹部产生酸胀感为度。

三、312经络锻炼法防疾病

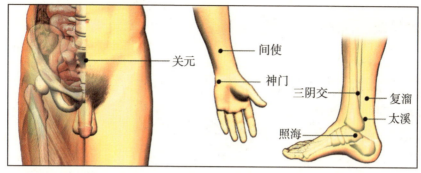

甲状腺功能亢进取穴

前列腺增生症

前列腺增生又称为"前列腺肥大症",是最常见的男性老年性疾病。发病率随着老人寿命的增长而逐年增加。表现为排尿次数逐渐增加,尤其是夜间排尿次数更多。一般从夜间1~2次逐步增加到5~6次甚至更多。逐步发展到排尿时不能及时排出,同时出现排尿无力、射程缩短、尿流变细等。如不及时治疗,排尿将更加困难,膀胱内有大量积存的尿液,造成膀胱内压力增高,尿液会自行慢慢排出尿道,医学上称为"充盈性尿失禁",严重者会产生完全性的尿潴留。

312经络锻炼防治前列腺增生法

1. 做两条腿下蹲锻炼,每天2次,每次50下。
2. 按摩合谷、内关、足三里穴,每天2次,每穴120下。
3. 做腹式呼吸,每天2次,每次5分钟。
4. 仰卧,按揉下腹部30次。

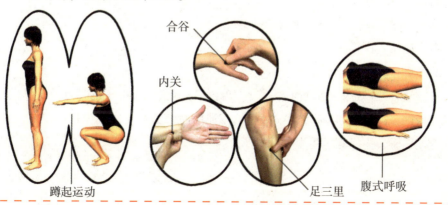

辅助按摩

1. 用拇指按揉手背后溪穴1~2分钟。再按摩会阴部60次。

2. 小便困难时，用右手捏左手小指指关节，再用左手捏右手小指指关节，反复交替进行，可使小便通畅。

3. 按揉中极、阴陵泉、三阴交诸穴各60下。

4. 左手搓右足心，右手搓左足心各60~100次。

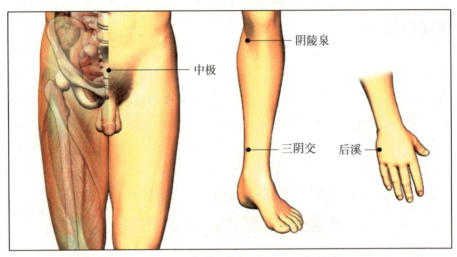

前列腺增生取穴

病　例

刘某，男，50岁，干部。

病史：尿频症已有5年，夜尿4~5次。

主要症状：尿频。

治疗史：未经治疗。

312经络锻炼效果：2006年根据《312经络锻炼法》小册子的指点，认真进行312经络锻炼1个月后，尿频症状明显减轻，夜尿由原来的4~5次减少到1~2次。其他身体不适（早搏、头痛等）也全部消失了。

三、312经络锻炼法防疾病

小便不禁

小便不禁是许多疾病的一个症状，主要表现为患者在清醒状态下，不能控制小便，尿液自行流出。多见于老年人、妇女以及病后、产后体质虚弱者。

312经络锻炼防治小便不禁法

1. 做两条腿下蹲锻炼，每天2次，每次50下。
2. 按摩合谷、内关、足三里穴，每天2次，每次每穴120下。
3. 做腹式呼吸，每天2次，每次5分钟。
4. 仰卧，按揉下腹部30次。

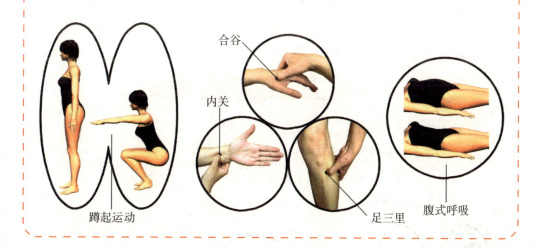

辅助按摩

按揉关元、气海二穴，掐捏三阴交、太溪二穴，按揉肾俞、气海俞、膀胱俞穴。每天2次，每次30分钟，5天为1疗程。

特效 **312** 经络锻炼养生法

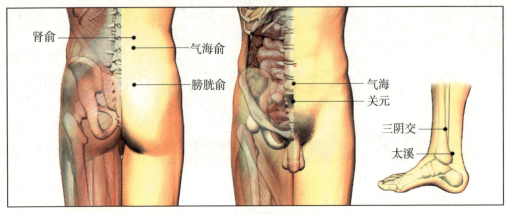

小便不禁取穴

慢性肾小球肾炎

急性肾小球肾炎未彻底痊愈，蛋白尿、血尿、管型尿、水肿、高血压等症状未能完全消失，病程超过一年者，称为"慢性肾小球肾炎"，病程长者可达数十年之久。本病后期，大多数患者有浮肿、贫血、高血压和肾功能不全。

312经络锻炼防治慢性肾小球肾炎法

1. 做两条腿下蹲锻炼，每天2次，每次50下。
2. 按摩合谷、内关、足三里穴，每天2次，每次每穴120下。
3. 做腹式呼吸，每天2次，每次5分钟。
4. 仰卧，按揉下腹部30次。

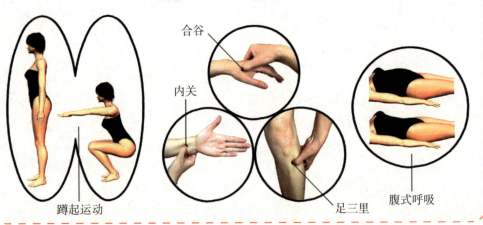

三、312经络锻炼法防疾病

拔罐疗法

拔腰阳关、胃仓、志室、京门、大横、天枢、气海、足三里、三阴交诸穴。留罐10~15分钟，每天1次，10次为1疗程。休息3天后再灸。

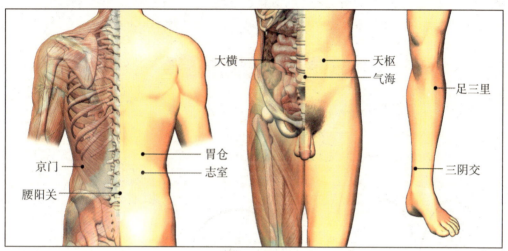

慢性肾小球肾炎取穴

体育疗法

1. 左手通过头顶，牵拉右耳向上数十次，然后以右手通过头顶，牵拉左耳向上数十次。

2. 双手将耳朵由后面向前推，这时会听到"嚓嚓"的声音。每次20下。

3. 将两手掌掩两耳窍，手指部分置于脑后，先用左手食指弹击右手食指，左右各弹击24次。

4. 双手分别捏住左、右耳垂，轻轻按摩耳垂，以发红、发热为度。然后揪住耳垂往下拉，再放手让耳垂弹回原状。每次200下，每天2~3次。

本法有活跃肾脏的作用。

阳痿

性交时阴茎不能勃起，或虽能勃起，但硬度不够，不能完成性交的，称为"阳痿"。阳痿的原因主要可分为器质性和精神性两大类。大多数属于精神性的。此类患者除了精神上进行有效的调节之外，下列方法有助于您"重振雄风"。

312经络锻炼防治阳痿法

1. 做两条腿下蹲锻炼，每天2次，每次50下。
2. 按摩合谷、内关、足三里穴，每天2次，每次每穴120下。
3. 做腹式呼吸，每天2次，每次5分钟。

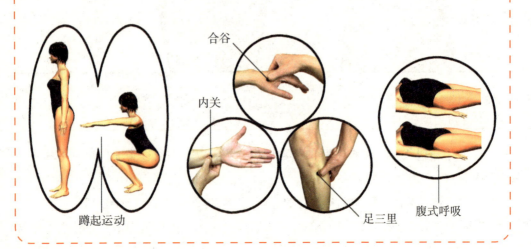

蹲起运动　合谷　内关　足三里　腹式呼吸

辅助按摩

1. 用双手手掌心拍打命门穴100次。
2. 用双手掌心轻轻拍打关元穴100次。
3. 用左手手掌紧托阴茎部位，右手手背有节奏地轻轻拍打阴茎50～100次并稍作按摩。
4. 先用右脚尖直立1～2分钟，休息片刻，再如法直立左脚，反复进行多次。
5. 每天经常用脚尖走路，以刺激龟头穴。

艾灸疗法

1. 灸肾俞、命门、关元、中极、神门、三阴交诸穴。
2. 灸志室、合阳二穴，各灸5～8壮。

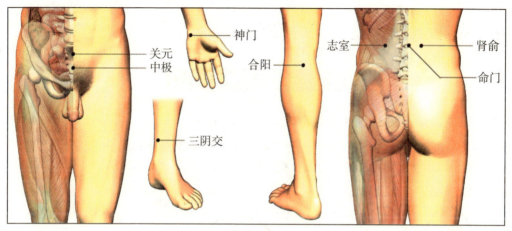

阳痿取穴

食物疗法

1. 龙眼肉、莲子肉各15克，红枣5枚，粳米100克，熬粥，每天早、晚各喝1次。
2. 地肤子，晒干，研末，每次5克，空腹时用酒送服。
3. 大蜂房一角，研细末，加等量山药末，混合，每次1匙，每天3次。
4. 大蒜，去皮，烧炭，研细末，每次3个耳挖子的量，装入胶囊，每天3次，饭前用温水送服。连服1个月。
5. 鲜车前草60克，莲心10克，葱白1根，粳米100克，熬粥，每天喝1次，连喝1周。
6. 苦瓜子，炒熟，研末，每次10克，黄酒送服，每天3次。
7. 芝麻、紫河车、糯米各等量，烘干，研末，加蜂蜜制成丸剂，每次15克，每天早、晚各服1次。
8. 菟丝子、枸杞子、韭菜子各15克，加水煮汤，分2次早、晚喝。
9. 核桃肉600克，捣烂，补骨脂300克，用酒拌，蒸熟，晒干，研末，蜂蜜300克，搅匀，每次10克，每天2次。

水肿

水肿是指水液代谢发生障碍,产生水液潴留、泛滥肌肤而造成,引起头面、眼睑、四肢、腹背甚至全身浮肿。常见疾病如:急慢性肾炎、充血性心力衰竭、肝硬化、内分泌失调、营养不良等,都可出现水肿。

312经络锻炼防治水肿法

1. 做两条腿下蹲锻炼,每天2次,每次50下。
2. 按摩合谷、内关、足三里穴,每天2次,每次每穴120下。
3. 做腹式呼吸,每天2次,每次5分钟。

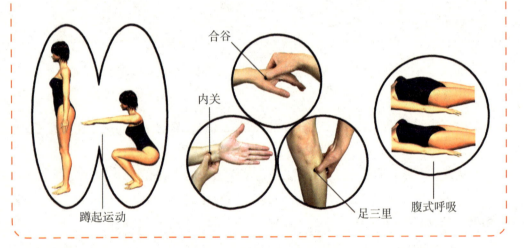

艾灸疗法

1. 灸复溜、涌泉二穴各5～7壮。
2. 灸胃俞、肾俞、大肠俞、上脘、中脘、天枢、命门、关元、水道诸穴各5～7壮。

三、312经络锻炼法防疾病

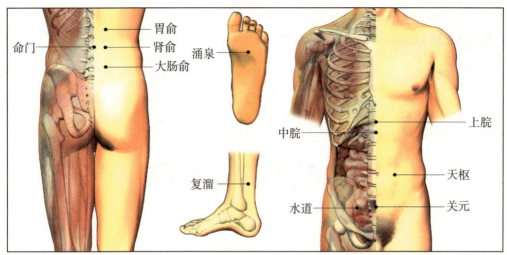

水肿取穴

食物疗法

1. 黄豆250克（炒半熟），红枣250克，大蒜200克，鸡肫皮3个，冬瓜皮200克，水煎，分4次饮，每天2次。

2. 蚕豆壳30克，浸泡后剥去外壳，晒干，炒焦，沸水冲泡，每天1次。

3. 鲜芥菜适量，水煎，去渣，取汁饮。

4. 鲜连皮冬瓜60克，粳米50克，熬粥喝，每天1~2次。

5. 冬瓜500克，去皮、子，车前草20克，水煎，取汁，食冬瓜、喝汤。每天1~2次。

6. 冬瓜皮30克，葫芦壳50克，红枣10枚，加水煎煮，每天1剂，早、晚分服。

7. 鲜柿叶300克，切碎，加水1000毫升，小火煎至黏稠，加白糖收膏。每次取15克冲饮，每天3次。适宜于湿热内蕴型的水肿。

8. 鲜姜9克，切碎，红枣6枚，桂枝6克，粳米90克，熬粥喝。适宜于脾阳不足所致的水肿。

9. 鲜白茅根500克，加水煎煮，去渣，每天喝6次。忌食牛肉。

老年性阴道炎

老年女性由于卵巢功能衰退，雌激素分泌减少，阴道壁萎缩、变薄、酸度降低，阴道因此而发炎。主要症状为阴道分泌物增多、色黄如脓水样，常伴有腰酸、发热、外阴瘙痒等症状。

312经络锻炼防治老年性阴道炎法

1. 做两条腿下蹲锻炼，每天2次，每次50下。
2. 按摩合谷、内关、足三里穴，每天2次，每次每穴120下。
3. 做腹式呼吸，每天2次，每次5分钟。

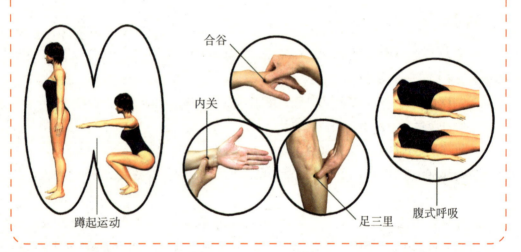

熏洗疗法

1. 绿茶25克，苦参150克，明矾适量，研末，加水1500毫升，煮沸10分钟，趁热先熏后洗患处，每天1剂。
2. 鲜凤仙花全株200克，洗净，水煎，取汁，趁热先熏后洗患处，每天1剂。15天为1疗程。
3. 龙胆草25克，水煎，外洗，每天2次，10天为1疗程。

三、312经络锻炼法防疾病

更年期综合征

女性进入50～60岁之间，开始停经，相当数量的人会出现一系列以自主神经功能紊乱为主的症状，称为"更年期综合征"。主要表现为月经紊乱、潮热、汗出、心烦意乱、失眠、大便秘结、容易激动、腰酸背痛、头晕耳鸣、性欲减退等症状。

312经络锻炼防治更年期综合征法

1. 做两条腿下蹲锻炼，每天2次，每次50下。
2. 按摩合谷、内关、足三里穴，每天2次，每次每穴120下。
3. 做腹式呼吸，每天2次，每次5分钟。

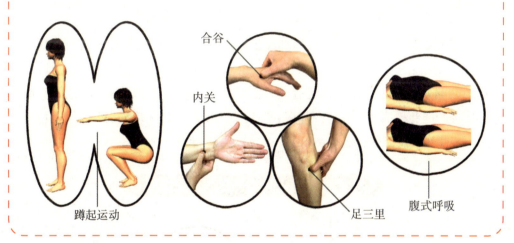

辅助按摩

1. 按揉三阴交穴2分钟，摩擦两侧肾俞穴各3分钟。
2. 双手搓热，顺鼻旁、眼圈、颈部、耳旁做干洗脸的动作，约2分钟。双手指微屈，张开，插到头发中，来回交叉轻揉约2分钟。早、晚各1次。

食物疗法

1. 花生叶50克，洗净，水煎，取汁，调入冰糖，代茶饮，连饮多时。

2. 百合干30克，莲子30克，粳米100克，加水熬粥，加适量冰糖，早、晚食用。

3. 黑木耳，炒干，粉碎，每次2匙，每天3次，连用3月。

4. 何首乌200克，切碎，枸杞子200克，菊花50克，浸入1000毫升白酒中，密封，7天后可饮，每次10毫升，每天2次。

5. 小麦30克，红枣10枚，甘草10克，水煎，取汁，代茶频饮。

6. 核桃仁50克，枸杞子15克，粳米100克，加水熬粥，早、晚喝。

7. 绿茶适量，佛手片5克，沸水冲泡，代茶饮。

8. 新鲜桑葚500克，加水煮至极烂，再加冰糖200克，小火熬成果酱。每次1匙，每天2次。

老年皮肤瘙痒症

老年皮肤瘙痒症是一种只有瘙痒而无原性皮肤损害的老年性皮肤病。病因很多，可能与寄生虫、气候改变、皮肤本身变化、某些全身性疾病如糖尿病、肿瘤、痔疮、代谢紊乱、内分泌失调等有关。主要症状为皮肤剧烈瘙痒，导致不停地搔抓，使皮肤遍布抓痕及血痂，瘙痒多在睡前更为剧烈。日久造成皮肤肥厚、色素沉着、苔藓样变等皮肤损害。

312经络锻炼防治老年皮肤瘙痒症法

1. 按揉内关、足三里穴各120下，每天1次。

2. 做腹式呼吸5分钟，每天1次。

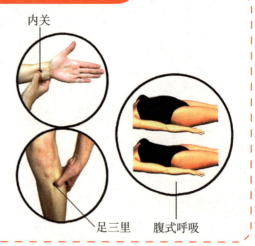

三、312经络锻炼法防疾病

辅助按摩

1. 拇指按揉三阴交、血海、曲池穴，顺时针、逆时针方向各20次。

2. 用一手拇指指端逐个按压另一手第2、3、4、5指掌面近端指关节的横纹中点的四缝穴，再按顺时针方向按摩上述各穴20次，每天早、晚各1次。

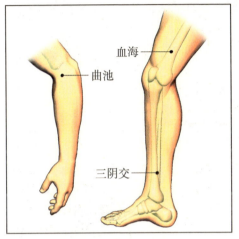

老年皮肤瘙痒症取穴

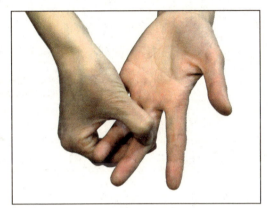

按四缝穴

熏洗疗法

1. 生甘草30克，蛇床子30克。将两种药物放入砂锅，加适量水，煎煮20分钟，过滤；再加水煎煮15分钟，过滤。合并滤液，装瓶备用。用时，涂局部，每日涂2～3次。

2. 淘米水3000毫升，炒过的食盐60克，放入铁锅内煮沸，倒入盆内，待温度适宜时用毛巾擦洗患处，每天1～2次。

食物疗法

1. 银耳香菇汤：银耳10克，香菇50克，加水煮汤，油、盐、味精调味，佐餐食用。

2. 大枣绿豆汤：大枣10枚，绿豆50克，冰糖适量，加水共煮烂，每天1次，连用8天。

带状疱疹

带状疱疹俗称"缠腰火丹"、"蛇串疮",是由带状疱疹病毒侵犯周围神经引起的一种急性水疱性皮肤病,男、女均可发生。发病初期病人患处先有皮肤刺激感和灼热感,轻度发热,疲乏无力,食欲不振等全身症状。经1~3天后局部出现不规则红斑,红斑上有群聚的水疱,有小米粒到绿豆大小,一般为单侧分布,不超过躯体中线,偶尔呈对称,以胸部肋间神经分布区、腹部和面部三叉神经分布区为多见。少数患者可发疹于面部、颈部和眼鼻口腔黏膜及耳部。

312经络锻炼防治带状疱疹法

1. 大力度按揉双侧内关、合谷、足三里穴,每穴按压100下,每天2次。

2. 每天做2次腹式呼吸,能提高人体免疫力,驱除病毒。每次5分钟,每天1次。

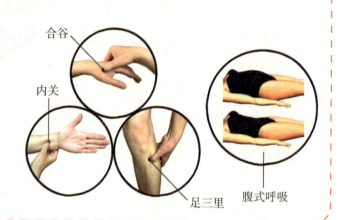

拔罐疗法

拔大椎、身柱、肝俞、脾俞、内关、三阴交诸穴。留罐15~20分钟,每天或隔天1次。

艾灸疗法

如带状疱疹发生在脸部,可灸合谷穴;在头部,灸列缺穴;在胸胁部,灸

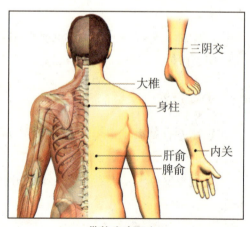

带状疱疹取穴1

三、312经络锻炼法防疾病

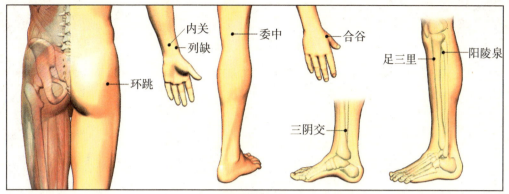

带状疱疹取穴2

内关穴；在腹部，灸足三里、三阴交穴；在腰背部，灸委中穴；在臀部，灸环跳穴；在四肢，灸阳陵泉穴。

涂药疗法

1. 四黄液：大黄、黄芩、黄柏各20克，黄连10克。将这些药碾碎，加水1升煮沸，滤去药渣，取药汁倒入盆中，待温后用纱布蘸药擦洗患处，每次20分钟，每周2~3次。注意水疱破后不宜洗浴，可用成药四黄膏或青黛膏外搽。

2. 银花解毒液：金银花、大青叶、黄芩、千里明各20克，青黛、冰片各3克。将前4味药碾碎，加水1升煮沸，滤去药渣，取药汁，将青黛和冰片碾末与药汁混合，待温后用纱布蘸药擦洗患处，每次20分钟，每周2~3次。

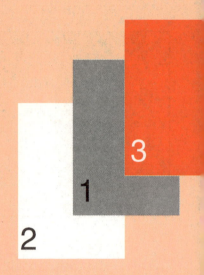

四

312 经络锻炼法益保健

四、312经络锻炼法益保健

美白靓肤

312经络锻炼美白靓肤法

1. 按摩合谷、足三里穴,每天2次,每次每穴100下。
2. 每晚做腹式呼吸5分钟,下蹲运动20~50次。

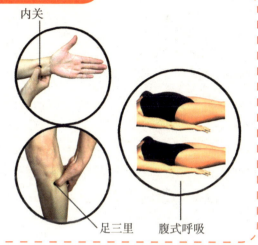

辅助按摩

按摩鼻旁迎香穴,眼下边的承泣穴、四白穴,嘴角地仓穴,能够缓解皮肤粗糙,去除色素,美白等。方法是每天1次,每穴按摩50下。

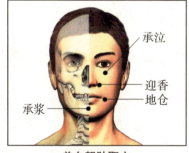

美白靓肤取穴

美白药膳、面膜

1. 美白蔬果汁:菠萝1/4个,黄瓜半根,苹果半个。将菠萝去皮,苹果去心,与黄瓜一同放入榨汁机中榨汁。在两餐中间饮用。

2. 白雪膜:新鲜鸡蛋3个,浸于酒中,密封20~30日,即可使用。每晚临睡前取蛋清敷面,次晨用清水洗去。每周1次。

3. 美白液:洗澡后,用芦荟叶捣烂,取汁,涂搽皮肤,能使皮肤白净。

4. 嫩肤液:米醋对适量清水后,涂搽皮肤,能使皮肤细嫩。

5. 蜜醋饮:醋、蜂蜜各1~2匙,温开水冲服,每天2~3次。坚持饮用,皮肤会变得光洁润滑。

6. 增白面膜:将生鸽蛋用面粉调成糊状,敷于面部,可美面增白。每日1~2

次。

7. 蛋清面膜：鸡蛋清是最为简便而有效的美容面膜，慈禧太后经常在晚上将鸡蛋清涂在面部皱纹处，次晨洗去，至70多岁时仍青春焕发。

自我防护

1. 改善皮肤粗糙，应服维生素A或食用胡萝卜、肝脏、金针菇、青椒等食物。

2. 注意防晒：在每天的上午10点到下午2点之间尽量不要待在暴烈的阳光下。

3. 提防紫外线：外出或户外工作要使用遮阳用具，如伞、太阳镜、穿长袖衣服等。要注意紫外线指数，紫外线指数在6以下时属于安全范围，如果在10以上，表示皮肤很容易受到损害，此时应尽量避免外出。

防皱去皱

312经络锻炼防皱去皱法

1. 重点按摩合谷、内关、足三里这三个穴位，每天2次，每次5分钟。每天早、晚各做一次腹式呼吸，每次5分钟。

2. 两条腿运动，可以慢跑、散步的形式，时间要每天保证30分钟。

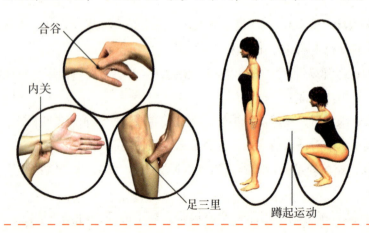

辅助按摩

按摩两眉中央的印堂穴，眉中上边的阳白穴，鼻旁迎香穴，目下的四白穴，胳膊肘上的曲池穴，脚踝上的三阴交穴。每穴按摩100下。

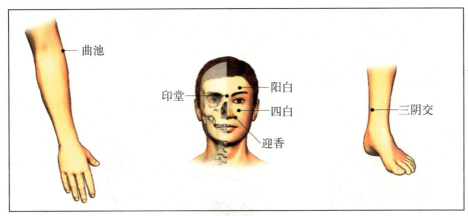

防皱去皱取穴

防皱美容操

1. 预备姿势：静坐、静立均可。

2. 放松身体：排除心中杂念，全身心如置于一片漂浮的白云中，保持此状态5～10分钟。将意念集中到面部，想象一阵风扫过面部，当面部确有一丝凉凉的感觉后，再想象面部的汗毛孔全部打开，于是慢慢吸气，沉至丹田，想象吸进的气是空气中的精华，然后呼气，想象面部毛孔的污垢都随呼气而出，一呼一吸约15次。

3. 搓面：将双手搓热，盖在双颊及眼球上，反复做5次。然后紧闭嘴唇，舌头抵上下牙床，待津液满口后，吐在手上，涂于面部，然后进行按摩。次序是：以脸部正中线为界，在上额、眼眶、脸颊左右抹擦，亦可按一般美容按摩顺序在面、颈部按摩。按摩时加"去掉皱纹"的意念。

4. 做功：双手从两侧抬起，伸到最高处，然后自然地从胸前垂落，置于小腹上，男左手在里，女右手在里，手垂落时，想象为淋浴般，水从头顶经过身体落到地面。每周1～2次。

减肥消脂

312经络锻炼减肥法

1. 选取312经络锻炼法中的三个穴位进行重点按摩,可以每天进行3次,每次10分钟。
2. 腹式呼吸也增加到每次10分钟。
3. 如果身体条件许可,应将下蹲运动改为慢跑。

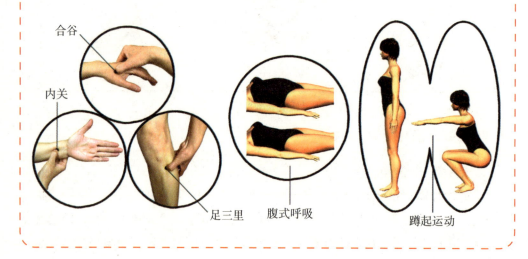

辅助按摩

点揉双侧天枢、大横、曲池穴各100下;点按双侧阴陵泉、丰隆、太冲、三阴交穴各1分钟。手法由轻到重。

减肥食谱

1. 冬瓜粥:新鲜连皮冬瓜250克,大米100克。冬瓜洗净切成小块,与大米一同入锅,加水适量,煮熟即成。每日1次,宜常吃。

2. 木耳马蹄:水发木耳100克,荸荠150克。水发木耳用冷水洗净,沥干水。荸荠洗净去皮,用刀拍碎。炒锅中放生油,烧七成熟,把木耳、荸荠同时下锅煸炒,

四、312经络锻炼法益保健

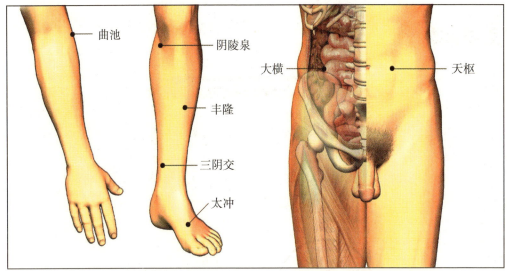

减肥消脂取穴

加酱油、白糖、鲜汤，烧沸后用湿淀粉勾芡，起锅装盘即成。

3. 凉拌芹菜：芹菜500克，海蜇皮（水发）150克，小海米10克，精盐、味精各适量。将芹菜去叶切成3厘米长的段，在开水中焯一下，沥干。海米泡好。海蜇皮泡好洗净，切成细丝备用。将芹菜、海蜇丝、海米一起拌和均匀，加适量调味品即可食用。

自我防护

1. 应注意合理饮食，适当控制饮食，少食高脂、高糖、高热量的食物，多食蔬菜、水果。节食减肥不宜急于求成，盲目减少饮食或者急剧限制饮食，可造成水、电解质紊乱，酮中毒，甚至诱发心肌梗死、脑血栓形成等。

2. 加强体育锻炼，可不拘时做312经络锻炼，也可做体操、打太极拳、跑步等。进行适量的体力活动，可以促进新陈代谢，消耗身体热量，减少脂肪。

特效 312 经络锻炼养生法

控制食欲

312经络锻炼控制食欲法

1. 按摩合谷、内关、足三里这3个穴位能刺激人体3条经络，调整自主神经的功能，抑制食欲中枢。

2. 做腹式呼吸能激发人体腹部9条经脉，也对各系统功能平衡起到作用。

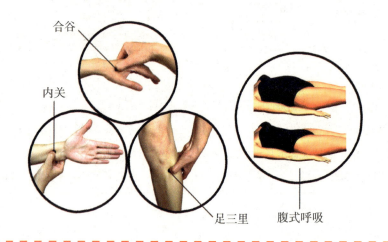

合谷　内关　足三里　腹式呼吸

辅助按摩

选取手部脾胃大肠反射区，足部胃、小肠、腹腔神经丛反射区。在饭前按摩这些部位5分钟，有助于控制食欲，减少饥饿感。

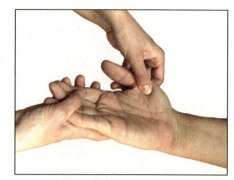

按摩手部脾胃大肠反射区

四、312经络锻炼法益保健

消除疲劳

312经络锻炼消除疲劳法

1. 由于人体已经感觉很疲劳，可由他人帮助按摩合谷、内关、足三里等穴各2分钟，并刺激这3条经脉。

2. 如果有能力，可做腹式呼吸和下蹲运动，这样对缓解机体的疲劳有很大好处。

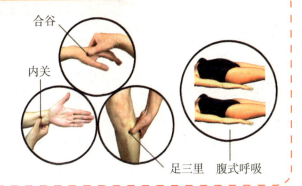

辅助按摩

头部：点按印堂、太阳、百会、风池穴，每穴按摩半分钟。

肩部：点按肩井、肩髎、肩髃穴，每穴按摩半分钟。并从肩部的内外两侧，向下抓揉到腕指部。如此反复5次。

胸腹部：点按膻中、中脘、气海、关元、天枢穴，每穴按揉半分钟。

腰背部：点按肺俞、肝俞、肾俞、命门穴各1分钟，最后拍打全背。

腿部：点按环跳、风市、委中、足三里、三阴交穴各1分钟，双手虎口扶持大腿上，从上往下推，如此反复10次。

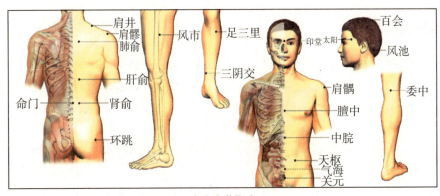

消除疲劳取穴

特效 312 经络锻炼养生法

改善睡眠

312经络锻炼改善睡眠法

每天除了正常做312经络锻炼外,还应该在睡前增加腹式呼吸的时间,即在睡觉前排除杂念,做腹式呼吸,每分钟5~6次,时间应保证在5分钟以上。敏感的人首次即可见效。这是由于失眠是因为紧张、兴奋等因素使自主神经失调,交感神经兴奋,致使血液瘀滞头部,而不易进入睡眠。做腹式呼吸可引血下行,到达丹田(腹部),使振奋的精神镇静下来,快速进入睡眠状态。

辅助按摩

点按手上神门穴、足部催眠穴各1~2分钟,轻轻按揉耳部神门1~2分钟。

拔罐改善睡眠

拔罐对失眠很有效,且方法简单。单拔大椎穴,每天1次,临睡前拔,每次10~15分钟,效果很好。

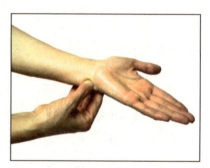

点按神门穴

食疗改善睡眠

1. **牛奶助眠**:牛奶200毫升,煮沸,加白糖适量,临睡前半小时温服。
2. **洋参灵芝饮**:西洋参3克,灵芝10克,加适量水文火炖1小时,饮汤汁。
3. **菊花莲子茶**:菊花6克,莲子心6克,沸水冲泡,不拘时饮用。

四、312经络锻炼法益保健

缓解紧张和压力

> **312经络锻炼缓解压力法**
>
> 每天按时做腹式呼吸,对于缓解持续的精神压力非常有好处。在突发的紧张场合,如考试前、讲演前等,做几次深呼吸也有助于缓解紧张。

辅助按摩

1. 选取攒竹穴,手部腹腔神经丛反射区,耳部的心、神门、皮质下、脾等进行快速搓按。

2. 按揉百会、膻中、涌泉穴各1分钟。

3. 以搓热的双手分置于面部两侧,上下来回搓热,然后从前发际向后发际梳理头发20次。

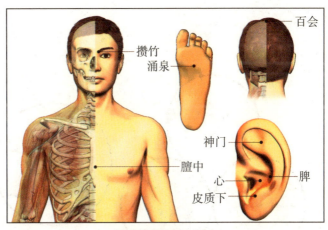

缓解紧张和压力取穴

4. 以双手小鱼际沿同侧小腹部向下斜擦20次。

特殊场合缓解紧张法

1. 有的人在公众场合讲话时,常常会感到很紧张,可以通过按揉手部的腹腔神经丛反射区1~2分钟,缓解紧张的情绪。

2. 还有的人一紧张就想上厕所,此时,可以按摩眉头攒竹穴1~2分钟。攒竹穴可以调整自主神经的平衡,促使身心愉快,缓解紧张。

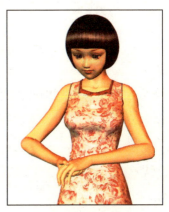

按揉手部腹部神经丛

特效 **312** 经络锻炼养生法

增加食欲

312经络锻炼增加食欲法

1. 正确地做好312经络锻炼法，尤其是在饭前30分钟做，能够让胃口大开，增加食欲。按摩足三里，可以促进胃肠蠕动，胃液分泌；按摩合谷，可以刺激味觉，促进唾液分泌。

2. 正确地进行腹式呼吸，能调动腹部经脉，使脾、胃、肠功能趋于平衡，促进消化。

3. 做两条腿下蹲运动，能消耗全身热量，引发饥饿感。

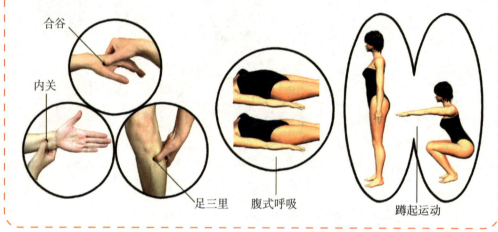

辅助按摩

按摩上腹部的中脘穴2分钟；双手叠按在肚脐上顺时针方向摩腹2分钟；双拇指分揉膝盖上、腿内侧的血海穴1分钟。

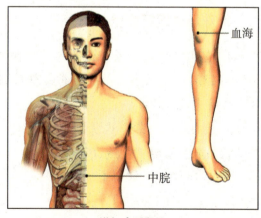

增加食欲取穴

四、312经络锻炼法益保健

养心安神

312经络锻炼养心安神法

1. 按压足三里、合谷、内关穴各120下，每天1次。
2. 每天做腹式呼吸2次，每次5分钟。
3. 做两条腿下蹲运动，每次50下，每天睡前1小时做。

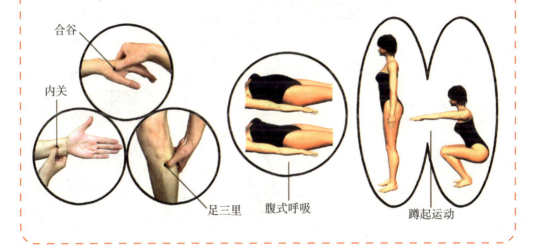

辅助按摩

1. 按揉百会、神门、涌泉穴各1分钟。
2. 以拇指、食指夹持对侧中指指尖，稍用力按捏数次，左右手交替。
3. 以十指尖轻轻叩击头部50次。

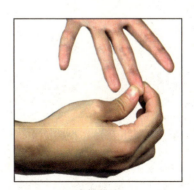

夹持指尖

特效 **312** 经络锻炼养生法

益智健脑

大脑是人类行为的指挥、协调、控制者，由于年龄的增长或不注意用脑卫生等因素，往往使大脑处于疲劳状态而加速大脑的衰老退化，从而在精神、记忆、智能等方面出现退化。因此，怎样增强记忆，提高智能，延缓大脑衰老，已成为医学研究的重点。推拿健脑是日常生活中可随时应用的行之有效的方法，对于预防痴呆、增强记忆有其独到的作用。

312经络锻炼益智健脑法

1. 按压合谷、内关穴各120下，每天1次。

2. 每天做腹式呼吸2次，每次3～5分钟，最好是平卧做，可使血液尽快向大脑供应。

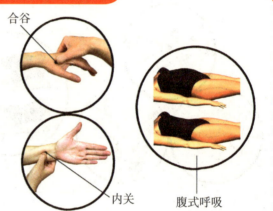

辅助按摩

1. 自我选取印堂、太阳、风池、百会、神门穴，每穴按摩3分钟。

2. 双手十指微屈，以指端或指腹自前发际向后发际做梳理头发的动作。如此反复30次。

3. 以双手手指交叉抱于颈项，然后尽量向后伸颈10次。

4. 双手拇指点按太冲穴2分钟。

5. 轻轻叩齿100次。

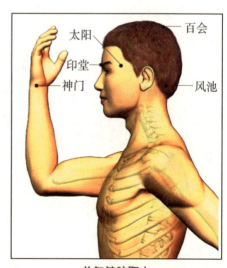

益智健脑取穴

四、312经络锻炼法益保健

丰胸美乳

312经络锻炼丰胸美乳法

1. 做两条腿下蹲运动，每天2次，每次50下。

2. 按摩内关、合谷、足三里穴，可以疏通经络，条畅气血。每天2次，每次10分钟。

3. 每天坚持做腹式呼吸5分钟。

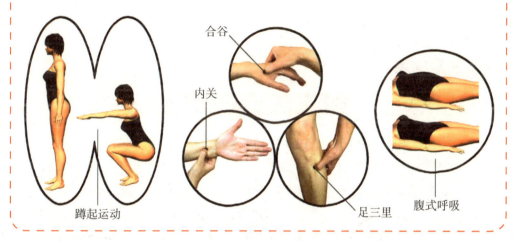

体操疗法

1. 做扩胸运动，每天3次，每次10下，可伸展、增厚胸肌，促使乳房丰满。

2. 双膝跪地，两臂伸直撑于身体两侧的地面，然后向前做屈臂动作，一直弯曲到下颌和胸部贴地为止，每次10下。

3. 仰卧，头、脚、两臂不离地，身体向上提起，使臀部离地，并保持2秒，每次10下。

4. 站立，先举起左侧手臂，尽力向上伸直，同时左腿向下伸直，持续5秒钟后，换右侧手臂及右腿，方法相同。

食疗方法

1. 丰乳养颜汤：母鸡1只，当归20克，生姜、料酒、味精、葱、胡椒各适量。

特效 312 经络锻炼养生法

先将鸡块用开水焯一下，然后与辅料一起放入砂锅，加适量水炖，至鸡烂骨酥时放盐，再煨几分钟后，放入味精即可食用。

2. 美乳鲤鱼：活鲤鱼300~350克，赤小豆100克，生姜20克，陈皮10克，葱、料酒、盐、植物油各适量。将鱼放入油锅中煎出香味，然后放入赤小豆（事先浸泡7~8小时）、陈皮、料酒、水或老汤等，用小火煮1.5小时左右，加入味精调味即可食用。

3. 猪蹄花生汤：猪蹄1只，花生仁60克，酒半杯，盐1小匙。将猪蹄去毛，开水氽烫后洗净，切成小块，与花生仁一起放入锅中，再放入酒、水，小火焖煮至猪蹄酥烂，加盐、味精少许，即可食用。

缓解手足冰凉

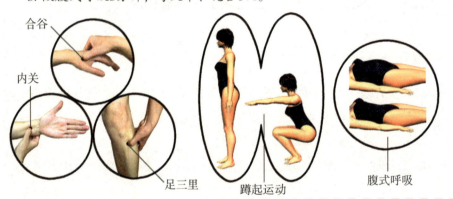

312经络锻炼缓解手足冷法

1. 指压内关、合谷、足三里穴各120下，每天早、晚各1次。
2. 做两条腿下蹲运动，每次50个，每天早、晚各1次。
3. 做腹式呼吸5分钟，每天早、晚各1次。

辅助按摩

1. 经常搓手或双手在各个方向相互敲击，或用搓热的双手按摩耳朵和脸颊等部位，能促进血液循环，缓解手部冰凉。

2. 临睡前，先用热水泡脚约30分钟后，按揉双脚足心涌泉穴各120次。

四、312经络锻炼法益保健

3.用双手掌揉搓命门穴和左、右肾俞穴各100次,可以缓解脚部冰凉。

食物疗法

2. 当归煮鸡蛋:当归10克,鸡蛋2枚,白糖适量。当归煎水去渣,打入鸡蛋煮熟,放白糖便成。可在早晨空腹食用。

3. 参芪补气饮:黄芪6克,党参6克,沸水冲泡,代茶频饮。

明目

明目是指对眼睛视力和明亮程度的加强,使眼目睛白瞳黑,光彩有神。眼睛既是人们的视觉器官,又是心灵的窗口,是人们传递情感的信使。明亮而灵活的眼睛,可以增加人的风韵和气质,是人体美的重要内容。现在人们经常使用电脑,又常常连续几个小时看电视,使眼睛感到很疲劳,312经络锻炼法可以缓解眼睛干涩的现象。

312经络锻炼明目法

1. 做两条腿下蹲运动,可以调动腿上经脉,促进肾功能的条畅。每天1次,每次50下。

2. 做腹式呼吸5分钟,每天1次。

3. 按摩内关、合谷、足三里穴各120下,每天2次。

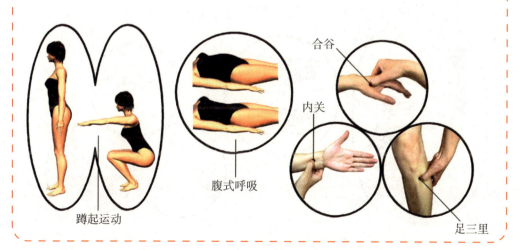

辅助按摩

1. 以食指或中指分别点揉睛明、承泣穴，沿顺时针、逆时针方向各揉120次，点揉时力度由轻到重，速度由慢到快。

2. 以拇指点揉肝俞、肾俞、脾俞、心俞穴各120次。以拇指点按双侧光明穴100次。

聪耳

耳朵是人体的听觉器官，耳聪目明是人的健美标志之一。同时，耳又是人体容貌美的重要组成部分。美耳，重在保护听力以及耳廓的大小厚薄正常，皮肤明润。中老年人听觉往往下降，经常做312经络锻炼，可以补益肝肾，增强听力功能。

辅助按摩

1. 取俯卧位，施术者立于其身侧，以拇指点揉肝俞、肾俞穴各120次。

312经络锻炼聪耳法

1. 做两条腿下蹲运动，可以调动腿上经脉，促进肾功能的条畅。每天1次，每次50下。

2. 做腹式呼吸5分钟，每天1次。

3. 按摩内关、合谷、足三里穴120下，每天2次。

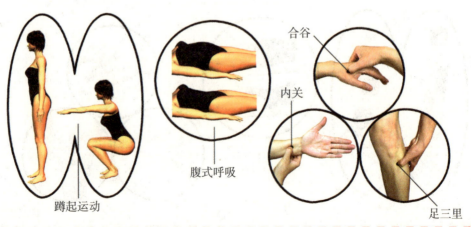

四、312经络锻炼法益保健

2. 以食指或中指分别点揉翳风、听会穴各120次。
3. 以拇指点按双侧中渚、太溪穴各120次。

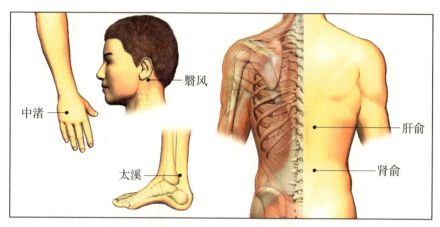

聪耳取穴

增强性功能

人到老年，性功能逐渐减弱，适时、适度地按摩可以增强性功能，做312经络锻炼也可以帮助刺激身体各经络，以恢复平衡。

312经络锻炼增强性功能法

1. 坚持做腹式呼吸和两条腿下蹲的运动。
2. 按摩内关、合谷、足三里穴，每次每穴120下，每天2次。

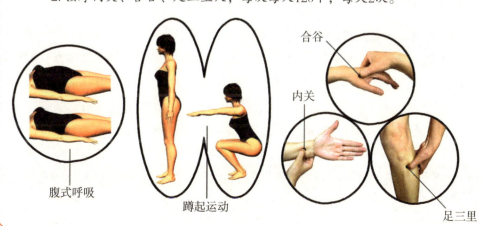

121

辅助按摩

1. 双手掌重叠，从剑突向下推腹至耻骨联合，反复36次。

2. 按摩肚脐下边的关元、气海穴各100次。双手搓捻阴茎100次，早、晚各1次。

3. 双手外劳宫穴（手背）紧贴背部双肾俞穴，手指放松，微屈，按摩30次，速度不宜过快，要稍用力缓慢进行。

4. 两手掌搓热后分别轻握住两侧睾丸，揉捏50次。

5. 用拇指和食指掐捏跟腱处（太溪、昆仑穴），边按边压，上下移动5~6次，每天2次。

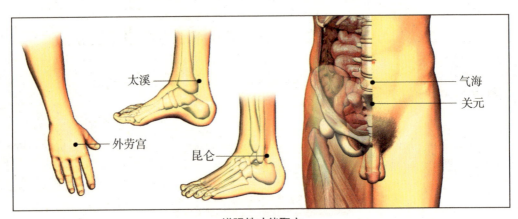

增强性功能取穴

饮食调养

老年人可以根据自己的体质适当吃些能够增强性功能的食物，如狗肉、羊肉、核桃、牛鞭、羊肾等；动物内脏因为含有大量的性激素和肾上腺皮质激素，能增强精子活力，提高性欲，但由于动物内脏含有大量的胆固醇，故在食用时应该注意。此外，含锌食物如牛肉、鸡肝、蛋、花生米、猪肉、鸡肉等，含精氨酸食物如山药、银杏、冻豆腐、海参、墨鱼、章鱼等，都有助于增强性功能。